# 甲状腺疾患の診かた,考えかた

田上哲也 著
国立病院機構京都医療センター診療部長

中外医学社

# 序

　中外医学社から本書の執筆依頼をいただきました．たぶん,診断と治療社「甲状腺疾患診療マニュアル」で共同編集のひとりに名前を連ねさせていただいているためと思われます．「マニュアル」は研修医や一般医家を対象に書かれていますが，専門医にも役に立つ内容をということで，結果的にはかなり専門的になってしまいました．私のところへも専門外の医師からは少し難しいという感想が寄せられていました．最近,日本甲状腺学会でもガイドライン作りがさかんです．Basedow病の治療ガイドラインは第2版が出版されましたし，甲状腺腫瘍の取り扱いガイドラインも近々出版されます．本書は，そのようなガイドラインから逸脱しないように注意しながら，さらにわかりやすく，即戦力になり，この一冊でおおかたの甲状腺診療ができるようにといった，何とも欲張りであつかましい目標のもとに執筆しています．

　甲状腺疾患について一般医家の方々に知っていただきたい理由はいくつかあります．第一に，首が腫れてきたと言って来られる方は別にして，甲状腺機能亢進症や低下症の症状は不定愁訴に近いものが多く，甲状腺疾患を疑わないと見逃してしまう可能性が低くないこと．原因がわからず長年放置されていたり，他の疾患に間違われて治療されていたりします．第二に，一般血液検査の項目には甲状腺ホルモンは含まれていませんが，甲状腺機能異常を疑うヒントが隠れていることが少なくないこと．第三に，甲状腺ホルモンを測定さえすれば一目瞭然になること．第四に，甲状腺疾患の頻度は意外に高いこと．一般外来での甲状腺中毒症の頻度は，女性で150人に1人，男性で600人に1人程度，甲状腺機能低下症の頻度は女性で50人に1人，男性で100人に1人程度です．これに甲状腺腫の頻度を加えますと15人に1人と相当な症例数になり，一般外来で遭遇するのは必至ということになります．

　最後に少し自己紹介をさせていただきますと，研修医終了後，京都大学医学部第二内科井村裕夫教授（現在の内分泌代謝内科，中尾一和教授）の甲状腺研究室に所属しました．両教授に内分泌疾患のイロハを教わったのはいうまでも

ありませんが，特に甲状腺学については森徹先生と中村浩淑先生から直接の指導を受けました．両先生はいい意味で対極の診療ビジョンをお持ちでしたので，その中で学べたことは大変勉強になりました．かたや甲状腺というホルモン分泌の視点から，かたや甲状腺ホルモン受容体というホルモン作用の視点から，と言うと少し言い過ぎかもしれませんが，そんなスタンスが先生方の日常診療に反映されているように感じられました．現在，私は国立病院機構京都医療センターの診療部長，内分泌・代謝内科の診療科長と併設の臨床研究センターの研究室長を兼任させてもらっています．良くいえば臨床も研究もできて，私にとっては理想的な（見方によってはどっちつかずの中途半端な？）ポジションにいます．また，京都府の社会保険診療報酬支払基金の審査委員を拝命して10年以上がたちます．というわけで，そのような立場だからこそできるようなお話を本書から感じ取っていただくことができる内容になっていれば幸いです．インターネットが発達して，診療中でも簡単に疾患についての検索ができるようになりました．しかし，情報は玉石混交です．断片的な知識を知恵に変換する必要があります．甲状腺疾患に関し，本書がその一助になることを切に望みます．最後になりましたが，東北地方太平洋沖地震による東日本大震災の被災者の方々には慎んでお見舞い申し上げます．

2012年4月

田上哲也


甲状腺，ホルモンあっての，向上心・・・過ぎたるはなお及ばざるが如し

# 目次

## §1 甲状腺機能異常症 ... 1
1. 甲状腺疾患を疑うとき ... 1
2. 甲状腺中毒症の症状 ... 4
3. 甲状腺機能低下症の症状 ... 7
4. 甲状腺機能異常と高血圧 ... 8
5. 甲状腺機能異常と骨代謝 ... 10
6. 甲状腺機能異常とミオパチー ... 11
7. 一般血液検査 ... 13
8. 甲状腺関連血液検査 ... 15

## §2 甲状腺中毒症の診断 ... 20
1. 甲状腺中毒症の診断 ... 20
2. $FT_4$ 高値で TSH 低値の場合 ... 20
   1) Basedow 病 ... 20
   2) 無痛性甲状腺炎（急性期） ... 32
   3) 亜急性甲状腺炎（急性期） ... 34
   4) 妊娠一過性甲状腺機能亢進症 ... 37
   5) 中毒性結節性甲状腺腫（Plummer 病） ... 37
   6) 薬剤性甲状腺中毒症 ... 38
   7) 甲状腺クリーゼ ... 39
3. $FT_4$ 高値で TSH の抑制がない
   （正常または軽度高値の）場合 ... 41
   1) TSH 産生下垂体腫瘍 ... 44

  2）甲状腺ホルモン不応症 ………………………………… 47
 4. 甲状腺中毒症の診断の総括 …………………………………… 51

## §3　甲状腺中毒症の治療　52

 1. Basedow 病の治療 ………………………………………………… 52
  1）薬物療法 …………………………………………………… 55
  2）抗甲状腺薬の選択 ………………………………………… 56
  3）抗甲状腺薬の初期投与量 ………………………………… 56
  4）抗甲状腺薬の投与方法 …………………………………… 57
  5）抗甲状腺薬の投与期間（中止の目安）………………… 59
  6）抗甲状腺薬治療の予後 …………………………………… 59
  7）抗甲状腺薬の副作用 ……………………………………… 60
  8）無機ヨウ素 ………………………………………………… 62
  9）$\beta$ 遮断薬 …………………………………………………… 64
 2. 放射性ヨウ素による治療 …………………………………… 65
 3. 手術による治療 ……………………………………………… 68
 4. 生活制限 ……………………………………………………… 69
 5. 特殊な Basedow 病の治療 …………………………………… 70
  1）小児の Basedow 病の治療 ……………………………… 70
  2）高齢者の Basedow 病の治療 …………………………… 70
  3）Basedow 病妊婦の治療 ………………………………… 71
  4）潜在性甲状腺機能亢進症の治療 ……………………… 76
  5）甲状腺クリーゼの治療 ………………………………… 76
 6. Basedow 病治療の総括 ……………………………………… 77
 7. その他の甲状腺中毒症の治療 ……………………………… 78
  1）無痛性甲状腺炎（急性期）の治療 …………………… 78
  2）亜急性甲状腺炎（急性期）の治療 …………………… 78
  3）妊娠一過性甲状腺機能亢進症の治療 ………………… 79
  4）中毒性結節性甲状腺腫（Plummer 病）の治療 ……… 79
  5）薬剤性甲状腺中毒症の治療 …………………………… 79

  6）TSH 産生下垂体腫瘍の治療 ………………………… 80
  7）甲状腺ホルモン不応症の治療 ……………………… 80
 8. 甲状腺中毒症の治療の総括 ……………………………… 81

## §4 甲状腺機能低下症の診断  82

 1. 甲状腺機能低下症の診断 ………………………………… 82
 2. $FT_4$ 低値で TSH 高値の場合 …………………………… 86
  1）原発性甲状腺機能低下症 …………………………… 87
  2）潜在性甲状腺機能低下症 …………………………… 88
 3. $FT_4$ 低値なのに TSH が正常またはむしろ低値の場合 ……… 89
  中枢性甲状腺機能低下症 ………………………………… 89
 4. その他の甲状腺機能低下症 ……………………………… 90
  1）薬剤性甲状腺機能低下症 …………………………… 90
  2）粘液水腫性昏睡 ……………………………………… 92
  3）低 $T_3$ 症候群（非甲状腺疾患） …………………… 94
 5. 甲状腺機能低下症の診断の総括 ………………………… 94

## §5 甲状腺機能低下症の治療  95

 1. 治療・管理の目標 ………………………………………… 95
 2. 治療・管理の実際 ………………………………………… 96
  1）原発性甲状腺機能低下症の治療 …………………… 96
  2）潜在性甲状腺機能低下症の治療 …………………… 99
  3）中枢性甲状腺機能低下症の治療 ……………………101
  4）薬剤性甲状腺機能低下症の治療 ……………………102
  5）粘液水腫性昏睡の治療 ………………………………102
  6）低 $T_3$ 症候群（非甲状腺疾患）の治療 ……………102
 3. 甲状腺機能低下症の治療の総括 …………………………103

## §6　結節性甲状腺腫　　104

　1．甲状腺腫瘍 …………………………………………………… 104
　2．頻度と予後 …………………………………………………… 105
　3．診断の手順 …………………………………………………… 106
　4．甲状腺癌の病期分類 ………………………………………… 108
　5．癌の危険因子 ………………………………………………… 109
　6．予後因子 ……………………………………………………… 110

## §7．甲状腺腫瘍の診断　　111

　1．良性の腫瘍 …………………………………………………… 111
　2．悪性の腫瘍 …………………………………………………… 112
　　1）乳頭癌 …………………………………………………… 112
　　2）濾胞癌 …………………………………………………… 112
　　3）髄様癌 …………………………………………………… 113
　　4）未分化癌 ………………………………………………… 114
　　5）その他の癌 ……………………………………………… 114

## §8　甲状腺腫瘍の治療　　116

　1．良性の腫瘍 …………………………………………………… 116
　2．悪性の腫瘍 …………………………………………………… 117
　　1）乳頭癌と濾胞癌 ………………………………………… 117
　　2）髄様癌 …………………………………………………… 121
　　3）未分化癌 ………………………………………………… 122
　　4）再発甲状腺癌 …………………………………………… 123
　　5）悪性リンパ腫 …………………………………………… 123
　　6）臨床試験 ………………………………………………… 124

参考文献 …………………………………………………………… 125

## Q&A 患者さんからよくある質問や相談とその回答例
1. 甲状腺について ……………………………………………… 126
2. バセドウ病について ………………………………………… 127
3. 橋本病について ……………………………………………… 131
4. 甲状腺腫瘍について ………………………………………… 132

## 甲状腺学，内分泌学に関する主な論文 ……………………… 134

## 略　語 ………………………………………………………… 137

## 索　引 ………………………………………………………… 139

### 豆知識

びまん性甲状腺腫の表し方（七條分類）………………………… 2
単純性甲状腺腫 …………………………………………………… 3
Basedow 眼症の徴候 ……………………………………………… 6
Merseburg の三徴 ………………………………………………… 7
甲状腺機能異常による高血圧 …………………………………… 9
甲状腺機能異常による骨粗鬆症 ………………………………… 10
骨代謝マーカー …………………………………………………… 11
甲状腺機能異常によるミオパチー ……………………………… 11
甲状腺ホルモンの作用 …………………………………………… 13
$T_4$ と $T_3$ と TSH …………………………………………… 16
サイログロブリン遺伝子異常症 ………………………………… 19
TRAb と TSAb …………………………………………………… 25
TRAb の種類 ……………………………………………………… 25
TSH 受容体 ………………………………………………………… 26
TSH ………………………………………………………………… 26
放射性ヨウ素とテクネシウム …………………………………… 28

|  |  |
|---|---|
| Basedow 眼症 | 30 |
| Basedow 眼症の治療 | 31 |
| NOSPECS と CAS | 31 |
| EMO 症候群 | 32 |
| 急性化膿性甲状腺炎 | 36 |
| Plummer 病 | 38 |
| AIT | 39 |
| ネガティブフィードバック | 42 |
| $T_3$ 試験 | 46 |
| TR | 48 |
| 核内受容体 | 49 |
| 甲状腺ホルモン代謝に関わる遺伝子の異常 | 51 |
| 脱ヨウ素酵素 | 51 |
| Basedow 病の3大治療法の長所と短所 | 53 |
| 抗甲状腺薬 | 56 |
| ANCA 関連血管炎 | 62 |
| Wolff-Chaikoff 効果 | 63 |
| 妊娠中，授乳中に使用できるβ遮断薬 | 65 |
| アイソトープ投与量の決め方 | 66 |
| エコーによる甲状腺体積の求めかた | 67 |
| シンチによる甲状腺体積の求めかた | 67 |
| 放射線と癌 | 67 |
| POEM スタディ | 72 |
| 妊娠中の $FT_4$ の基準値 | 75 |
| 甲状腺ホルモンの合成と分泌に関わる分子 | 77 |
| 橋本病 | 85 |
| リーデル（Riedel）甲状腺炎 | 86 |
| ロダンカリ（パークロレイト）放出試験 | 88 |
| 甲状腺の発生 | 88 |
| Pendred 症候群 | 88 |

| | |
|---|---|
| 甲状腺機能に影響する薬剤 | 90 |
| 橋本脳症 | 94 |
| 食品中のヨウ素 | 95 |
| 自己免疫性多内分泌腺症候群（APS） | 97 |
| 甲状腺ホルモン製剤 | 99 |
| TSHの正常範囲 | 100 |
| 加齢による甲状腺機能の変化 | 101 |
| 甲状腺腫瘍のエコー所見 | 108 |
| TMNの定義 | 109 |
| 微少浸潤型と広汎浸潤型濾胞癌 | 113 |
| 遺伝性の髄様癌 | 113 |
| 経皮的エタノール注入療法（PEIT） | 116 |
| 甲状腺良性腫瘍の手術適応 | 117 |
| 全摘出と葉切除 | 120 |
| 微小乳頭癌の取り扱い | 121 |

## ガイドライン

| | |
|---|---|
| Basedow病の診断ガイドライン | 22 |
| 無痛性甲状腺炎の診断ガイドライン | 34 |
| 亜急性甲状腺炎（急性期）の診断ガイドライン | 35 |
| 甲状腺クリーゼの診断基準(第1版) | 40 |
| TSH産生下垂体腫瘍の診断ガイドライン | 45 |
| 甲状腺機能低下症の診断ガイドライン | 83 |
| 慢性甲状腺炎（橋本病）の診断ガイドライン | 85 |
| 粘液水腫性昏睡の診断基準(3次案) | 93 |
| WHO甲状腺腫瘍病理組織分類 | 106 |
| 甲状腺癌の病期分類 | 108 |

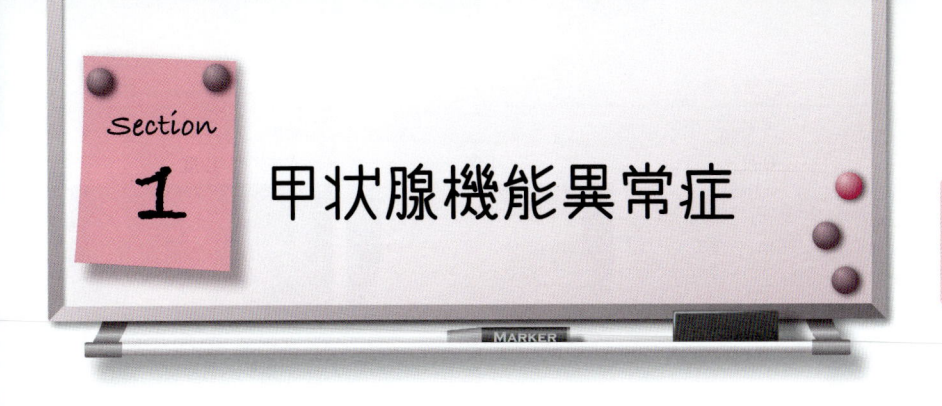

# Section 1 甲状腺機能異常症

## 1 甲状腺疾患を疑うとき

「甲状腺疾患をみつける」というとき，大きく2つのアプローチがあります．1つは主訴が前頸部腫脹で，甲状腺疾患の存在を患者さんから示してくれる場合です．ちなみに甲状腺は甲状軟骨，いわゆるノドボトケの下にあります（図1）．正確には甲状腺と甲状軟骨の間には輪状軟骨がありますが，甲状腺の形は蝶々が羽をひろげた感じになります．右葉と左葉が羽で，峡部が胴体，錐体葉が頭です．大きさは羽の長さ（長径）が4〜5cm，各羽の幅は1.5cmほどです．全体として甲状腺の横幅（横径）は4cm程度になります．これより大きければ（びまん性）甲状腺腫ということです．甲状腺腫がなくても甲状腺は触知します．触知しなければむしろ萎縮の可能性があります．ただし，肥満の方や筋肉が張った男性では触知しにくいことがありますし，特に高齢男性の甲

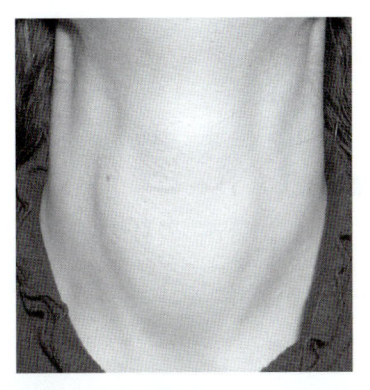

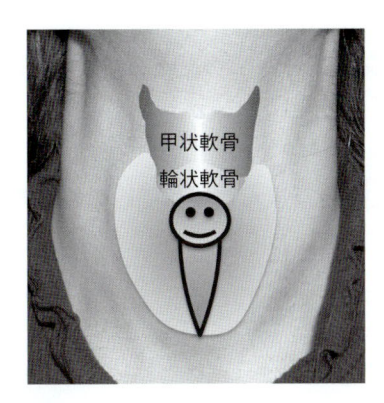

図1 ■ 甲状腺腫の位置（注：甲状腺腫あり）

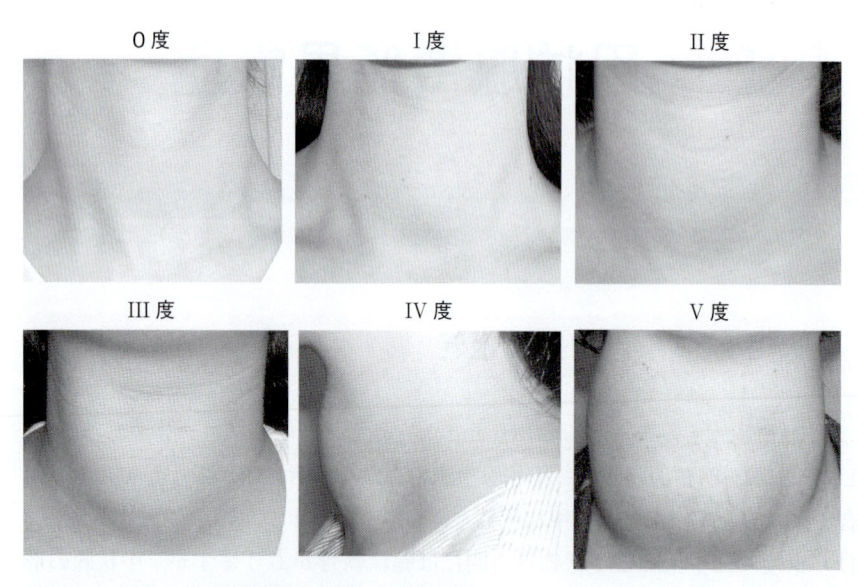

図2 ■ びまん性甲状腺腫の程度（七條分類）

状腺は下がり気味で，胸骨の裏（上縦隔）に隠れていることがあります．びまん性甲状腺腫は七條小次郎博士（1953年）によって，みた目（視診）により0〜Ⅴ度に分類されています（図2）．

　もう1つのアプローチは患者さんの自覚症状が，甲状腺中毒症や甲状腺機能低下症を医師に連想させる場合ですが，これがなかなかあいまいです．

**ポイント ▶ 甲状腺疾患を疑うのは甲状腺腫か，あいまいな自覚症状から**

**豆知識　びまん性甲状腺腫の表し方（七條分類）**
　頭部を後方に曲げて甲状軟骨を前方に突き出し，甲状腺の触知を最も容易にしても
　　0度：触知しえないもの
触知するが

Ⅰ度：視診しえないもの
　　　Ⅰ～Ⅱ度：わずかに視診しうるもの
　　　Ⅱ度：明確に視診しうるもの
　頭部を正常位に保つとき，甲状腺を
　　　Ⅱ～Ⅲ度：わずかに視診しうるもの
　　　Ⅲ度：明確に視診しうるもの
　甲状腺腫大が著明で前方に突出しているもので，側方から観察して頸部の曲線が
　　　Ⅲ～Ⅳ度：前方に軽度の彎曲を示すもの
　　　Ⅳ度：明確に著明な彎曲を示すもの
　　　Ⅴ度：甲状腺腫がはなはだしく大きいもの
　触診，視診ともに嚥下させ，嚥下運動を行わせながら甲状腺の形態を確認する．

（七條小次郎．日本内分泌学会雑誌．1953；29(7,8)：155-88 より改変）

### 豆知識　単純性甲状腺腫

　やわらかいびまん性甲状腺腫で他の明らかな異常（甲状腺疾患）が認められないもの．思春期や妊娠・授乳期の女性に多く，女性ホルモンの影響や甲状腺ホルモンの需要増加による相対的甲状腺ホルモン不足が原因として考えられているが詳細は不明．自然に軽快する（小さくなる）．ヨウ素欠乏や過剰摂取に起因していることもある．また，ゴイトリンという甲状腺刺激（甲状腺腫誘発）物質（ゴイトロゲン）がキャベツ，カブなどのアブラナ科の植物に含まれており，大量摂取で甲状腺腫をきたす．しかし，自己抗体の高感度化やエコーの普及により，以前は単純性甲状腺腫と思われていたものの多くに，橋本病や腺腫様甲状腺腫，軽症の Basedow 病が含まれていると思われる．

## 2. 甲状腺中毒症の症状

　最初に，甲状腺中毒症と甲状腺機能亢進症の違いについて説明しておきます．前者は thyrotoxicosis の，後者は hyperthyroidism の和訳です．甲状腺中毒症は血中の甲状腺ホルモンが過剰な状態，甲状腺機能亢進症は甲状腺の働きが亢進した状態を示しています．さて，働きが亢進しても血中の甲状腺ホルモンは上昇しますので，甲状腺機能亢進症は甲状腺中毒症に含まれます．一方，甲状腺中毒症には無痛性甲状腺炎や亜急性甲状腺炎などの破壊性甲状腺炎が含まれます（図3）．大事なことは，甲状腺機能亢進症と異なり，破壊性甲状腺炎は基本的に自然に軽快するということです．つまり，甲状腺機能亢進症と間違えて（一緒くたにして，副作用の多い抗甲状腺薬で）治療しないのがポイントです．ちなみに破壊性甲状腺炎の頻度は意外に高く，当院では甲状腺中毒症の1/4が破壊性でした．一般には，甲状腺中毒症のうち，Basedow 病7割，無痛性甲状腺炎2割，亜急性甲状腺炎1割くらいです．つまり，甲状腺中毒症状を示す患者さんが外来受診した場合，「甲状腺機能亢進症」だけでなく，「破壊性甲状腺炎」も念頭において鑑別診断をしていきます．一般外来での「甲状腺中毒症」の頻度は，女性で150人に1人，男性で600人に1人程度といわれています．その方たちが甲状腺中毒症であると診断したあと，それが Basedow 病で治療が必要な疾患なのか，破壊性甲状腺炎で自然に軽快する病態なのかをみきわめるのが次の仕事になります．

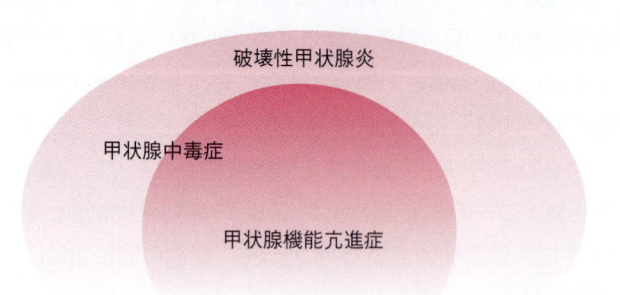

図3 ■ 甲状腺中毒症＝甲状腺機能亢進症＋破壊性甲状腺炎

**ポイント ▶ 甲状腺中毒症には甲状腺機能亢進症と破壊性甲状腺炎が含まれる**

　閑話休題，自覚症状の話に戻します．甲状腺機能異常が疑われる場合も視診や触診で甲状腺の腫大が確認できればしめたものです．しかし，自覚症状から連想するといってもそう簡単ではありません．甲状腺中毒症の代表的疾患である「Basedow 病の診断ガイドライン」が参考になります．臨床所見として，「頻脈，体重減少，手指振戦，発汗増加等」とあります．すなわち，これが甲状腺中毒症の代表的な症状というわけです．しかし，甲状腺専門病院である伊藤病院の吉村弘氏の調査によると，Basedow 病の初発症状の頻度は，動悸なら男女とも 8 〜 20％，体重減少は若年者で 9 〜 26％（高齢者では 37 〜 40％），手指振戦は 4 〜 17％，発汗増加は 6 〜 13％でした．つまり，一つひとつの症状の頻度はそんなに高くないということです．学校検診で甲状腺腫を指摘されて紹介受診するような学生さんの中には，自覚症状が全くないのに甲状腺ホルモンを測定すると結構高くて，こちらが驚くことがあります．徐々に甲状腺機能が高くなっていると体が慣れてしまうのかもしれません．とは言っても，自覚がなくても，臨床所見として頻脈や甲状腺腫，発汗や振戦の頻度は，Williams textbook of Endocrinology（第 10 版 Table11-2．第 11 版，第 12 版ではこの Table は削除されているようです）によると，ほぼ必発と記載されています．つまり，患者さんの自発的な訴えを待っているだけではなくて，その少ない（貴重な）訴えから甲状腺疾患を連想し，しっかり臨床所見をとればほぼ確実に臨床診断が可能であるということです．

**ポイント ▶ 甲状腺中毒症の自覚症状から関連する他覚所見をみいだすのがコツ**

　さて，「甲状腺腫，眼球突出，頻脈」は Basedow 病の Merseburg の三徴として有名です．三徴というのは，特徴的な 3 つの症候が揃ったら臨床的にその疾患（症候群）であると診断しようというものです．頻脈と甲状腺腫はほぼ必発といっていいでしょう．一方，眼球突出は Basedow 病に特徴的ではあっても必発ではなく，また治療経過中に眼症だけ悪化することもあり，必ずしも甲

状腺機能とは一致しません．というのは，眼球突出はホルモン異常による症状ではなく，自己抗体によるものだからです．しかし，甲状腺ホルモン過剰状態では，交感神経の刺激の結果，眼瞼が後退し，黒目（虹彩）の周りに白目（強膜）がみえ，いわゆる「ビックリ」したような目つきになります（Dalrymple 徴候）．ちなみに眼症の頻度は，前述の伊藤病院の統計では眼症状として 2〜5％，Williams text では症状で 54％，所見で 71％になっています．さらに，Basedow 病の眼所見として，von Graefe 徴候，Stellwag 徴候，Moebius 徴候が有名です．

**ポイント** ▶ 眼球突出は甲状腺中毒症のうち Basedow 病に特徴的

**豆知識 Basedow 眼症の徴候**

von Graefe 徴候：下方視で，上眼瞼の下降が遅れるために上眼瞼と虹彩の間に強膜がみえること（図 4）．
Stellwag 徴候：瞬目の減少．瞬きが少ないこと．
Moebius 徴候：輻輳困難．寄り目ができないこと．
Dalrymple 徴候：眼瞼後退による眼裂の拡大

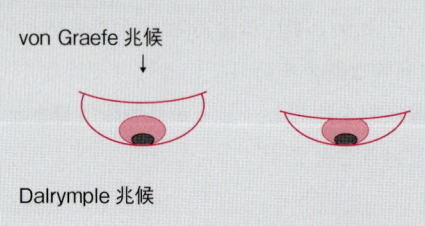

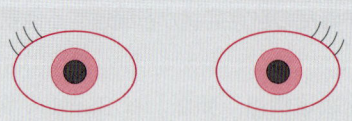

図 4 ■ von Graefe 兆候と von Dalrymple 兆候

> **豆知識　Merseburg の三徴**
>
> Merseburg の三徴は Karl Adolph von Basedow（1799-1854）がドイツ Merseburg の保健所員として勤務していたときに，甲状腺腫，動悸，眼球突出を伴う症候群を発表したことが起源（1840 年）である．しかし，その前にアイルランドの Robert James Graves（1796-1853）が，病院の講義で甲状腺腫と動悸を主訴とする 3 症例を紹介し，1835 年これに眼球突出の症例を追加して論文にしていた．もっと前には，Caleb Hiller Parry（1755-1822）が同様の症例を経験していたが，論文にはなっていない（1825 年，本人没後に息子が刊行）．この結果，英国や米国では Graves 病，ドイツや日本では Basedow 病とよばれている．しかし，当時は心臓病と考えられており，甲状腺が原因の疾患とは思われていなかった（今でも Basedow 病の患者さんは，まず循環器を受診したりしますよね）．

## 3　甲状腺機能低下症の症状

　一方，甲状腺機能低下症の症状として学会ガイドラインでは「無気力，易疲労感，眼瞼浮腫，寒がり，体重増加，動作緩慢，嗜眠，記憶力低下，便秘，嗄声等」をあげています．しかし，これら症状の一つひとつは非特異的な愁訴です．うつ病や更年期障害，育児ノイローゼなどの症状にも似ています．一部は甲状腺中毒症の症状とも似ています．たとえば，易疲労感は甲状腺中毒症でも訴えますし，眼瞼浮腫は Basedow 病の眼症状の一部としても出現します．体重増加に関しても，機能亢進症で食欲亢進が代謝亢進の程度を上回って過食してしまい体重が増える人もいます．まずはともあれ，一度甲状腺の検査をしてみましょう，ということです．

**ポイント** ▶ 症状・症候は対比して考えるとわかりやすい！

| 甲状腺中毒症 | | 甲状腺機能低下症 |
|---|---|---|
| 頻脈（動悸） | ⇔ | 徐脈 |
| 暑がり | ⇔ | 寒がり |
| 皮膚湿潤（発汗過多） | ⇔ | 皮膚乾燥 |
| 活動的，振戦 | ⇔ | 言語や動作が緩慢 |
| 躁状態 | ⇔ | 無気力（うつ状態） |
| 神経過敏（イライラ） | ⇔ | 嗜眠，記憶力低下 |
| 体重減少（食欲旺盛なのに） | ⇔ | 体重増加 |
| 便通促進，下痢 | ⇔ | 便秘 |
| 希少月経 | ⇔ | 過多月経 |
| 眼症状（眼瞼後退） | | 眼瞼浮腫 |
| 共通症状 | | |
| だるい | | |
| 易疲労感 | | |
| 足がむくむ | | |
| 髪の毛が抜ける | | |

## 4 甲状腺機能異常と高血圧

　さて，甲状腺機能の異常により高血圧になります．甲状腺機能亢進症の1/4に，甲状腺機能低下症の10〜40％に高血圧がみられます．逆に，高血圧患者に占める甲状腺機能亢進症の割合は0.1〜0.3％，甲状腺機能低下症では3〜5％になります．甲状腺機能亢進症における高血圧の特徴は脈圧の増大です．心血管に関する症状としては，頻脈や強い心収縮から感じる動悸，呼吸筋や骨格筋の筋力低下からくる労作時の息切れ，酸素消費量の増大や冠動脈攣縮による狭心症があります．

　一方，甲状腺機能低下症における高血圧の特徴は拡張期圧の上昇です．収縮期圧も上昇しますが拡張期圧の変化の方が強いので脈圧は減少します．甲状腺機能低下症に起因する心血管に関する症状には特徴的なものはありませんが，易疲労，倦怠感，労作性呼吸困難，運動能力の低下などは，心機能の低下のみ

ならず，精神活動の低下や筋力の低下に基づいています．ときに，甲状腺ホルモンの補充により消失する狭心症様胸痛を訴えます．

　心血管に関する身体所見として，甲状腺機能中毒症では，脈圧の増大を伴った収縮期高血圧，頻脈（安静時・睡眠中・労作時），前胸部の拍動，心拡大，心房細動，心不全を認めます．頻脈は90％以上のケースにみられます．洞性頻脈以外に上室性不整脈や心房細動（2〜15％）を合併します．心不全は心拍数依存性です．

　一方，甲状腺機能低下症では，拡張期高血圧（90mmHg以上），小脈，徐脈，心尖拍動の減弱，心音の減弱，心拡大を認めます．正常血圧者での甲状腺機能低下症による血圧上昇は150/100mmHgまでです．末梢循環が悪化するため手足は冷たくなります．アルブミンと水の漏出により四肢に浮腫を認めます．心拡大は蛋白とグリコサミノグリカンに富んだ心囊液貯留によるものです．高度の甲状腺機能低下が持続すると粘液水腫（myxedema）になります．

> **ポイント** 甲状腺中毒症では収縮期高血圧，機能低下症では拡張期高血圧になる

### 豆知識　甲状腺機能異常による高血圧

　甲状腺機能亢進症における高血圧は収縮期高血圧である．甲状腺中毒症では，甲状腺ホルモンのgenomicおよびnongenomic作用により，心筋のinotropy（変力性）とchronotropy（変時性）は刺激され，心収縮力と心拍数は増加する．レニン・アンジオテンシン・アルドステロン系の亢進により循環血液量は増大し前負荷は増加する．末梢の熱産生は亢進し，酸素消費量は増加する．甲状腺ホルモンによる血管内皮由来弛緩因子（NO）放出を介した末梢血管の弛緩により全身の血管抵抗は減少し，後負荷は減少する．結果，心拍出量は増大し，脈圧は上昇して収縮期高血圧となる．

　一方，甲状腺機能低下症では拡張期血圧の上昇が主である．甲状腺ホルモンによるNO放出を介した血管の弛緩が減弱するとともに，血中ノ

ルアドレナリンが上昇する．血管平滑筋ではアンジオテンシンⅡタイプ1受容体（AT1R）の発現が亢進しており，末梢血管抵抗上昇の一因と考えられている．結果，血管抵抗が増大し，脈圧は低下して拡張期高血圧となる．

## 5 甲状腺機能異常と骨代謝

　骨の成長・発達は甲状腺ホルモンの重要な作用です．小児期の甲状腺ホルモン不足は骨端線骨化中心の発達遅延と形成異常により，おもに手足の短縮から低身長になります．甲状腺中毒症では，骨の長軸成長と骨年齢は促進し身長が伸びます．成人ではカルシウム（Ca）やリン（P）の排泄は増加し，骨代謝は亢進します．その結果，特に高齢の女性においては大腿骨頸部骨折のリスクが上昇します．

> **ポイント** ▶ 甲状腺機能低下症では低身長の，甲状腺中毒症では大腿骨頸部骨折の原因になる

> **豆知識　甲状腺機能異常による骨粗鬆症**
>
> 　骨強度は骨（塩）量（骨密度）と骨質で規定されるが，成人でも骨代謝回転（リモデリング）によって維持されている．すなわち，破骨細胞による骨吸収と骨芽細胞による骨形成が絶えず行われており，年度末の道路工事のようなものである．甲状腺中毒症では破骨細胞と骨芽細胞がともに刺激され，リモデリング周期は半分に短縮する．閉経後と同様，高回転型である．その結果，約10％の骨量減少が生じる．骨は皮質骨とよばれる外側の硬い部分と海綿骨とよばれる内側の網目状の部分からなりたっているが，骨粗鬆症で骨折が特に問題となる椎体骨は海綿骨優位，大腿骨頸部は皮質骨優位である．甲状腺中毒症ではおもに皮質骨の骨密度が低下し，大腿骨頸部骨折のリスクが有意に上昇する．

> **豆知識** 骨代謝マーカー
> - 骨形成マーカー：血中 ALP，骨型 ALP（BAP，血液 170 点），I 型コラーゲン N プロペプチド（P1NP，血液 170 点），オステオカルシン（OC，血液 170 点）
> - 骨吸収マーカー：酒石酸抵抗性酸性ホスファターゼ（TRACP-5b，血液 160 点），デオキシピリジノリン（DPD，尿 200 点），I 型コラーゲン架橋 N テロペプチド（NTX，血液，尿各 160 点），I 型コラーゲン架橋 C テロペプチド（CTX，血液，尿各 170 点）
> *数字（点）は保険点数

## 6 甲状腺機能異常とミオパチー

　ミオパチーとは骨格筋が萎縮することによって起こる筋力が低下する疾患の総称です．甲状腺機能低下症では甲状腺機能低下性ミオパチーや Hoffman 症候群，甲状腺中毒症では甲状腺中毒性ミオパチーや甲状腺中毒性周期性四肢麻痺があります．

> **ポイント** ▶ 甲状腺機能低下症でも甲状腺中毒症でも筋力が低下する

> **豆知識** 甲状腺機能異常によるミオパチー
> - 甲状腺機能低下性ミオパチー：甲状腺機能低下症に随伴する近位筋優位の筋力低下や筋の易疲労性．しばしば筋強直や筋痛を伴う．腱反射は緩徐．筋をハンマーで叩くと筋膨隆（mounding）現象を示す．血清クレアチンキナーゼ（CK）値は上昇する．筋生検には特徴的な所見はない．

Section 1 甲状腺機能異常症

- **Hoffman 症候群**：甲状腺機能低下性ミオパチーに背部や四肢の骨格筋肥大を伴ったもの．有痛性筋けいれんや偽性筋強直症（ミオトニー）を伴う．小児ではKocher-Debre-Semelaigne症候群とよばれるが，有痛性筋けいれんや偽性筋強直症（ミオトニー）は伴わない．
- **甲状腺中毒性ミオパチー**：甲状腺中毒症に随伴する近位筋優位の筋力低下．時に筋痛を伴う．まれに呼吸筋が侵される．CK値の上昇はない．筋生検では非特異的な筋原性変化のみで特徴的な所見はない．成因の詳細は不明であるが，筋細胞内代謝やエネルギー利用の増大，蛋白分解（異化）の亢進，エネルギー利用効率の低下が示唆されている．
- **甲状腺中毒性周期性四肢麻痺**：周期性四肢麻痺は発作時の血中カリウム（K）値によって，低K性，正K性，高K性に分類されるが，甲状腺中毒症に伴うものはおもに低K性である．若年（10〜40歳）の甲状腺中毒症（男性の5〜10％）に多い（女性は男性の5％）が，その理由は不明である．四肢麻痺は左右対称で下肢，近位筋優位であり，知覚や意識に異常はない．甲状腺ホルモン過剰状態での高炭水化物食摂取後や激しい運動後，飲酒後に起こりやすく，数分〜数日間持続し自然に軽快する．非発作時の血中K値は正常である．発作時はアルカローシスを伴わない低K血症を呈し，尿中K排泄は低下している．病態生理は不明であるが，高インスリン血症やカルシウムチャネル活性の低下を伴う筋肉のイオンチャネルの障害（チャネロパチー）と考えられている．甲状腺ホルモンによるNa-K-ATPase活性化がインスリン作用を増強することでKが血中から細胞内へシフトし，筋細胞膜の静止電位が進行性に脱分極して発症すると想定されている．深部腱反射は低下し，筋電図では低複合活動電位を示す．発作時の治療はK製剤の経口投与（嘔吐や嚥下障害がある場合のみ静脈内点滴投与，K添加生理食塩水を20mEq/L時間以下で）により，数時間で症状は軽快する．ブドウ糖の点滴は低K血症を増強する．回復時の高K血症に注意する．非発作時のK投与は無用，プロプラノロールに予防効果があるといわれている．

## 7　一般血液検査

　さて，一般血液検査でも甲状腺疾患を疑うべき場合があります．この場合，疑われるのは甲状腺機能異常症です．有名なのがコレステロール．甲状腺ホルモンの働きとしてコレステロール低下作用があります．甲状腺ホルモンは主にLDL受容体遺伝子を刺激してLDLコレスレロールを低下させます．その結果，甲状腺機能低下症では高コレステロール血症に，甲状腺中毒症では低コレステロール血症になります．定期検診などでコレステロールが高いとすぐに（もちろん食事療法をしてからですが）スタチンを投与してしまいがちですが，その前に甲状腺機能低下症がないか，ちょっと患者さんの甲状腺を気にしてみます．甲状腺機能低下症の原因の多くは橋本病ですからびまん性甲状腺腫を触れるかもしれません．甲状腺機能低下による高コレステロール血症では，多くの場合クレアチンキナーゼ（CK）も高値になります．スタチンを飲む前からCKが高ければ要注意です（飲んでから上がったらこれはこれでまた厄介ですが…）．健診でZTTやTTTといった膠質反応が増加して肝障害の疑いで消化器科受診をすすめられる場合がありますが，これも橋本病によるγグロブリン増加の結果であることがあります．

> **ポイント**　コレステロールとCKが高かったら，甲状腺機能低下症が疑わしい

### 豆知識　甲状腺ホルモンの作用

　甲状腺ホルモンは発達・分化や代謝，ホメオスターシスの維持に多彩な効果をもたらす．成人での甲状腺機能異常は主に新陳代謝（基礎代謝）の異常として現れる．脂質代謝のほか，糖代謝，アミノ酸代謝などのエネルギー代謝や骨代謝，薬物代謝にも影響する．小児では心身の発達に多大な影響を与える．両生類では変態に甲状腺ホルモンが関与する．オタマジャクシのシッポが切れて手足が出るのは甲状腺ホルモンの作用である．ヒトでは胎児期に指間の水かきがこの作用で消失する．

逆に低コレステロール血症の場合は見逃されがちです．甲状腺機能亢進症が判明してから振り返ってみて，ああこの時分から機能亢進症があったんだなと思うことも少なくありません．甲状腺ホルモンはLDLコレステロールだけでなく，HDLコレステロールや中性脂肪にも影響を与えます．HDLコレステロールは主にアポA-I遺伝子を，中性脂肪は主にリポ蛋白リパーゼを介した作用です．しかし，LDLコレステロールのように単純ではなくて，HDLコレステロール低下や中性脂肪上昇は甲状腺中毒症でも低下症でもみられます．

**ポイント ▶ 低コレステロールでは甲状腺中毒症も考える**

　また，肝機能異常が中毒症でも低下症でもみられます．アルカリホスファターゼ（ALP）の高値は機能亢進が長く続いた場合に骨型ALPの上昇として観察されます．無痛性甲状腺炎は破壊性であるがゆえに甲状腺中毒症状が3カ月以上続くことはまれです（薬剤性などでは続くこともありますが…）．したがって，ALPが高い甲状腺中毒症はBasedow病の可能性が高いとも言えます．ただし，成長期では生理的にALPが高いので，小児にはあてはまりません．機能亢進症では腎クリアランスが亢進して血中のクレアチニンが低下します．また，食物の吸収が早くなり食後30〜60分の早期に高血糖（oxyhyperglycemia）になります．随時血糖が200mg/dL以上，HbA1cが8％以上あり，SU薬とチアゾリジン誘導体で治療されていたケースがありました．甲状腺機能亢進症が是正されると血糖値も正常になりました．もちろん，Basedow病に1型糖尿病を合併することも少なくありませんので糖尿病の病型診断は重要です．

**ポイント ▶ ALPの上昇を伴う甲状腺中毒症は，Basedow病が疑わしい**

## 8 甲状腺関連血液検査

臨床所見から甲状腺疾患が疑われたら，甲状腺関連検査をオーダーします．検査会社の案内で甲状腺の項をみると，

| | |
|---|---|
| 総サイロキシン（T4） | 118 |
| トリヨウ素サイロニン（T3） | 113 |
| 遊離サイロキシン（FT4） | 140 |
| 遊離トリヨウ素サイロニン（FT3） | 140 |
| サイログロブリン（Tg） | 140 |
| 抗サイログロブリン抗体（TgAb） | 150 |
| 抗甲状腺ペルオキシダーゼ抗体（TPOAb） | 150 |
| TSHレセプター抗体定量（TRAb定量） | 250 |
| TSH刺激性レセプター抗体（甲状腺刺激抗体：TSAb） | 350 |
| サイロキシン結合グロブリン（TBG） | 140 |

が載っています．右端の数字は実施料（保険点数，2012年4月現在）です．

さあ，どれを選びましょうか．おっと，その前に忘れてはならないものが一つあります．下垂体の項にある

| | |
|---|---|
| 甲状腺刺激ホルモン（TSH） | 115 |

です．実は甲状腺機能異常のスクリーニング検査としてはTSHが最も鋭敏です．新生児マススクリーニング検査は早期に甲状腺機能低下症を発見することが目的ですが，TSHが採用されています．自治体によってはこれにFT4が加わります．T4はどうでしょう？ T4の65％（T3の75％）はTBGと結合していますので，TBGの増減に左右されます．TBGは妊娠や肝疾患，腎疾患など甲状腺以外の病態で増減しますので，T4（やT3）で甲状腺機能を評価するにはTBGの同時測定が必要になります．FT3はどうでしょう？ FT3は全身状態の悪化により甲状腺機能に関係なく低下する（低T3症候群といいます）ことから，甲状腺の働きの評価，特に甲状腺機能低下症を診断するという目的ではFT4が有利です．つまり，甲状腺機能低下症のスクリーニング検査とし

ては，甲状腺で100％合成されるという点，濃度が高いという点，TBGや全身状態の影響を受けないという点で，TSHとFT4が推奨されるということです．

**ポイント ▶ 甲状腺機能のスクリーニングにはTSHとFT4を測定する**

では，甲状腺機能亢進症ではどうでしょう？　まず，TSHは鋭敏であり必須です．次に，TBGの影響を受けずに評価できるという点でT4よりもFT4の測定が推奨されます．一方，甲状腺機能亢進症にはT3トキシコーシスという病態があります．FT4が正常でTSHが抑制されているときは，FT3だけが高いかもしれません．甲状腺機能亢進症やBasedow病が疑われるときは，最初からFT3を含めてもいいと思います．

**ポイント ▶ 甲状腺機能亢進症の疑いではFT3も測定する**

### 豆知識　T4とT3とTSH

血中の甲状腺ホルモンにはヨウ素が4分子結合したT4と，3分子結合したT3がある．濃度はT4がT3の約50倍であるが，生物活性はT3がT4の4～5倍高い．T4は100％甲状腺で合成され，末梢組織で脱ヨウ素化されてT3に変換される．T4は活性型であるT3のプロホルモンともいえ，T3はその80％がT4から合成されている．甲状腺ホルモンの大部分（99％以上）はTBG，TBPA（トランスサイレチン），アルブミンなどの蛋白質と結合して存在しているが，生物活性をもつのは微量の遊離型である．近年の測定法の進歩により遊離型が正確に測定できるようになった．TSHは下垂体で合成・分泌される甲状腺刺激ホルモンであるが，その血中濃度はフィードバック機構により血中甲状腺ホルモン濃度を鋭敏に反映して変化する．血中甲状腺ホルモンを一定に保とうとする作用から，その変化は最も早いため，FT4とセットで測定される（図5）．

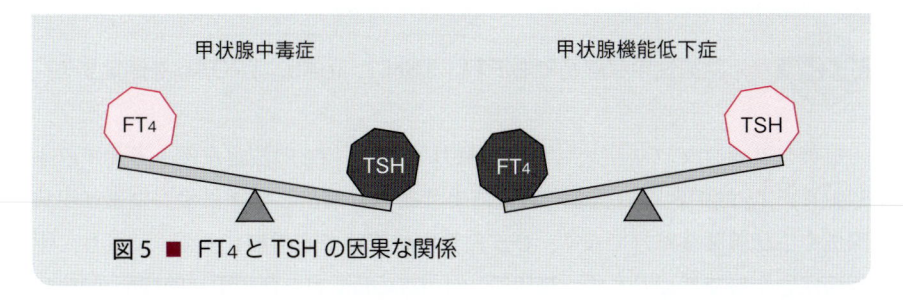

図5 ■ FT4 と TSH の因果な関係

　一方，甲状腺腫を主訴に受診された場合は，最初から甲状腺腫の鑑別診断を行っていきます．甲状腺腫には，びまん性と結節性があります．びまん性甲状腺疾患の代表疾患は Basedow 病と橋本病です．どちらも自己免疫性甲状腺疾患に分類されます．Basedow 病の診断には「TRAb または TSAb」が必要です．「または」というのが気になりますよね．TRAb と TSAb のどちらがよいのでしょう．保険診療上は「どちらか一方が算定できる」となっています．保険点数は TSAb の方が高いです．…解説は Basedow 病の項ですることにします．一方，橋本病の診断には「TgAb と TPOAb」が必要です．こちらは，いずれかが陽性で診断されますから両方とも測定します．ちなみに TgAb や TPOAb は Basedow 病でも陽性になります．ただし，これらが高力価の場合は，Basedow 病と橋本病が共存（合併）している可能性があります．

**ポイント ▶ びまん性甲状腺腫では TgAb と TPOAb も測定する**

　また，結節性甲状腺腫を触知する場合はまず甲状腺の腫瘍が疑われます．甲状腺腫瘍の場合は超音波検査が基本になりますが，引き続いて穿刺吸引細胞診を行います．このとき，基礎疾患として橋本病（リンパ球の浸潤を伴う）があるかどうかで細胞診の読み方に影響するといいます（当院病理医言）．すなわち橋本病の診断に必要な TgAb と TPOAb を測定しておきます．ただし，当然「橋本病の疑い」といった病名は必要です．また，結節性甲状腺機能亢進症である Plummer 病の可能性もありますので，結節性甲状腺腫でも FT4，TSH を測定します．もちろん，Basedow 病に非機能性の甲状腺腫瘍が合併することもまれではありません．

**ポイント** ▶ 結節性甲状腺腫でも FT4, TSH と TgAb, TPOAb を測定する

　最後にサイログロブリン (Tg) が残りました．Tg の測定意義を考えてみましょう．Tg は甲状腺の炎症や腫大により血中に漏出してきます．つまり甲状腺炎や甲状腺腫瘍だけでなく，びまん性甲状腺腫でも増加します．つまり，甲状腺疾患全般で増加します．具体的には，Basedow 病を含む甲状腺機能亢進症，破壊性甲状腺炎，甲状腺機能低下症（TSH で刺激される），機能正常の橋本病，甲状腺腫瘍，腺腫様甲状腺腫，甲状腺嚢胞などです．しかも，甲状腺疾患以外では増加しません．したがって，甲状腺疾患の有無を調べるスクリーニング検査として最適です．しかし，甲状腺疾患で増加しないこともありますから，高くないからといって甲状腺疾患の存在が否定できるわけではありません．また，甲状腺機能とも相関しません．極端な例では甲状腺ホルモンが振り切れているような未治療 Basedow 病でも Tg が正常値であることはまれではありません（図6）．とはいえ，私は初診時には甲状腺疾患を疑った全例で，さきの FT4 と TSH とセットで測定しています．そして，甲状腺機能異常がなく，明らかな甲状腺腫を触知しなくても，Tg が高ければ超音波検査にまわしていま

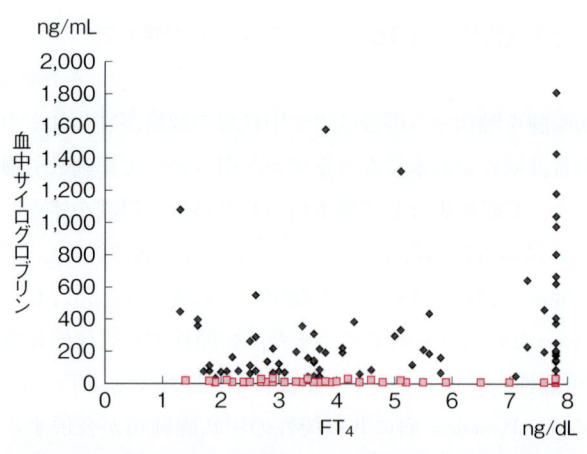

図6 ■ 未治療 Basedow 病における血中サイログロブリン値

す．結果はたいてい軽度の腺腫様甲状腺腫なんですが…．次項ではいろいろな場合を想定した鑑別診断の進め方について述べていきます．

> **ポイント** ▶ サイログロブリンは甲状腺疾患のスクリーニング検査として有用である

### 豆知識　サイログロブリン遺伝子異常症

サイログロブリン（Tg）遺伝子は 48 のエクソンからなり 2,749 のアミノ酸をコードする．Tg 遺伝子異常による甲状腺腫は若年期より存在し，血流豊富で軟らかい（マシュマロ様）．血清 Tg 値は甲状腺腫が大きいわりには低い（200ng/mL 以下）．放射性ヨウ素摂取率は高く，有機化障害はない（パークロレイト試験陰性）．異常 Tg は細胞内で正常に輸送されず小胞体に蓄積する小胞体貯蔵病の一種である．通常，腺腫様甲状腺腫として診断されているが，組織的には濾胞内のコロイド欠乏を認める．甲状腺機能は正常〜軽度機能低下．

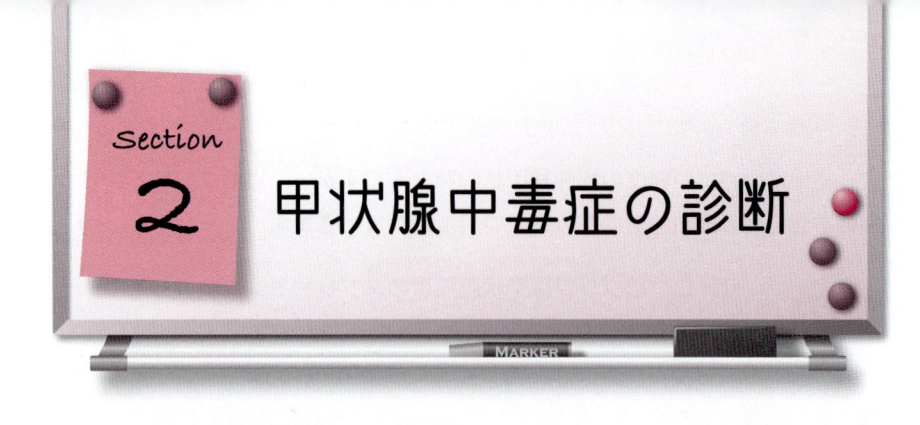

# Section 2 甲状腺中毒症の診断

## 1 甲状腺中毒症の診断

　FT$_4$ と TSH を測定するといいました．FT$_4$ が高い場合が甲状腺中毒症です．しかし，FT$_4$ より TSH の方が感度良好です．すなわち，まず TSH が低下することで FT$_4$ の上昇を遅らせます．このように FT$_4$ が基準値範囲内で TSH だけが低いものは，潜在性甲状腺機能亢進症といいます．しかし，まれですが FT$_4$ が上昇しても TSH が下がらないことがあります．これは，TSH が下がる通常の甲状腺中毒症とは別に解説します．

> **ポイント** ▶ FT$_4$ が高いのが甲状腺中毒症

## 2 FT$_4$ 高値で TSH 低値の場合 (図7)

　主に甲状腺機能亢進症と破壊性甲状腺炎が含まれます．以下に頻度の高いものからその特徴を述べてみます．

### 1) Basedow 病

　Basedow 病（Graves 病）は自己抗体による臓器特異的自己免疫疾患です．抗 TSH 受容体抗体が甲状腺濾胞細胞の TSH 受容体を刺激し，甲状腺ホルモンが過剰に合成・分泌され，甲状腺機能亢進症となります．したがって「刺激性の抗 TSH 受容体抗体による自己免疫性甲状腺機能亢進症」といいかえられるでしょう．頻度は 300 人に 1 人くらい．甲状腺はびまん性に腫大し，しば

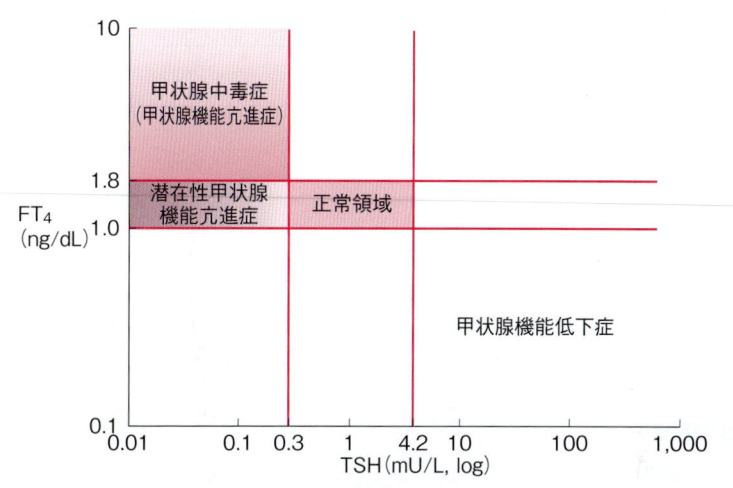

図7 ■ FT4とTSHによる甲状腺機能の分類

しば血管雑音を聴取します．眼瞼腫脹，眼球突出，複視などの眼症を認めるものは，報告にもよりますが大体10〜20％です．しかし，高齢者では他覚所見に乏しく，甲状腺腫でさえ明らかでないことが少なくありません．食欲も減退します．しばしば，心房細動や心不全などの合併症から発見されます．一方，小児では学力低下，身長促進，落ち着きのなさなどが診断のきっかけになります．特に，体重減少ではなく「成長に伴う体重増加」が止まるのがサインになることに注意が必要です．とにもかくにも，Basedow病の治療薬は使い方がむずかしく，副作用も多いので，不要なケースに投与しないよう，治療をする前にBasedow病の確定診断が重要です．

**ポイント** ▶ 高齢者や小児ではBasedow病の代表的な症状に乏しい

### ガイドライン　Basedow 病の診断ガイドライン

#### a）臨床所見
1. 頻脈，体重減少，手指振戦，発汗増加等の甲状腺中毒症所見
2. びまん性甲状腺腫大
3. 眼球突出または特有の眼症状

#### b）検査所見
1. $FT_4$，$FT_3$ いずれか一方または両方高値
2. TSH 低値（0.1 μU/mL 以下）
3. 抗 TSH 受容体抗体（TRAb, TBII）陽性，または甲状腺刺激抗体（TSAb）陽性
4. 放射性ヨウ素（またはテクネシウム）甲状腺摂取率高値，シンチグラフィでびまん性

#### 診断の基準
1) Basedow 病
   a) の1つ以上に加えて，b) の4つを有するもの
2) 確からしい Basedow 病
   a) の1つ以上に加えて，b) の1, 2, 3 を有するもの
3) Basedow 病の疑い
   a) の1つ以上に加えて，b) の1と2を有し，$FT_4$，$FT_3$ 高値が3カ月以上続くもの

#### 付記
1. コレステロール低値，アルカリホスファターゼ高値を示すことが多い．
2. $FT_4$ 正常で $FT_3$ のみが高値の場合がまれにある．
3. 眼症状があり TRAb または TSAb 陽性であるが，$FT_4$ および TSH が正常の例は euthyroid Graves 病または euthyroid ophthalmopathy といわれる．
4. 高齢者の場合，臨床症状が乏しく，甲状腺腫が明らかでないことが多いので注意をする．
5. 小児では学力低下，身長促進，落ち着きのなさ等を認める．
6. $FT_3$（pg/mL）/$FT_4$（ng/dL）比は無痛性甲状腺炎の除外に参考となる．
7. 甲状腺血流測定・尿中ヨウ素の測定が無痛性甲状腺炎との鑑別に有用である．

（甲状腺疾患診断ガイドライン 2012）

　Basedow 病の診断ガイドラインでは…，甲状腺中毒症所見（頻脈，体重減少，手指振戦，発汗増加など），びまん性甲状腺腫大，眼球突出（または特有の眼症状）の3つのうち1つ以上があり，$FT_4$ または $FT_3$ のいずれかまたは両方高値，かつ TSH 低値（0.1 μU/mL 以下）で，

- 甲状腺中毒症が3カ月以上続く場合「Basedow 病の疑い」，

- 抗 TSH 受容体抗体（TRAb，TBII）または甲状腺刺激抗体（TSAb）が陽性であれば「確からしい Basedow 病」，
- 放射性ヨウ素（またはテクネシウム）による甲状腺摂取率が高値でシンチグラフィにびまん性に写れば，晴れて「Basedow 病」と診断されます．

　成人では，血清 ALP 高値は「3 カ月以上続く場合」の状況証拠になります．これで，破壊性甲状腺炎による一過性の甲状腺中毒症が除外されると思われますが，インターフェロンやアミオダロンなどの薬剤誘発性甲状腺炎の一部では，甲状腺の破壊が長期にわたって持続して ALP が高値である場合があります．もちろん，インターフェロン治療が必要な方では，肝機能障害として ALP が高いことも多いでしょうが….さらに，これらの薬剤では薬剤誘発性の Basedow 病が，日本ではまれですが起こりますので，いっそうややこしくなります．また，中毒性結節性甲状腺腫（Plummer 病）でも持続性の甲状腺機能亢進症になります．ただし，Plummer 病では眼球突出はみられないので，あれば Basedow 病の可能性が高いでしょう．

### ポイント ▶ Basedow 病の診断は，持続性と抗 TSH 受容体抗体で

　甲状腺機能検査項目に関し，甲状腺機能低下症の疑いでの検査は $FT_4$ と TSH でよいといいました．しかし，Basedow 病では「$FT_4$ または $FT_3$ および TSH」となっています．前述したように Basedow 病などの甲状腺機能亢進症では $T_3$ 優位の機能亢進症が多いためです．甲状腺内の脱ヨウ素酵素活性の変化などで説明されていますが，よくわかっていません．ともあれ，$FT_4$ が正常で $FT_3$ のみが高い場合（$T_3$ トキシコーシス）があります．それで $FT_3$ も測定します．このことは Basedow 病の治療中にもあてはまります．つまり，$FT_3$ 高値，$FT_4$ 低値という事態が発生します．…詳しくは治療のところで述べます．一方，甲状腺クリーゼのように重篤な状況では低 $T_3$ 症候群状態になり，$FT_4$ は振り切れるほど高いのに $FT_3$ はそれほどでもないという逆のパターンになります．これはこれで要注意です．また，Basedow 病でも $FT_3$，$FT_4$ とも正常で TSH だけが低値であることがあります．これは潜在性甲状腺機能亢進症です．ただ程度が軽いだけです．

**ポイント** ▶ Basedow 病では FT$_3$ も忘れずに

　さて，甲状腺中毒症が判明し，TRAb や TSAb が陽性であれば100％ Basedow 病としていけないのでしょうか．これらは Basedow 病に特異的な自己抗体ですよね．しかし，診断ガイドラインでは「確からしい Basedow 病」となります．そうならない理由は2つあります．1つは，破壊性甲状腺炎でも一過性に TRAb が陽性になることがあるからです．無痛性甲状腺炎や亜急性甲状腺炎の破壊時には一過性の TRAb 上昇が認められることがあり，それぞれの診断ガイドラインの付記にも書いてあります．これは，破壊された甲状腺組織の一部が抗原となって，一時的に抗体が産生されるからだと説明されています．ただし，通常は軽度です．また，破壊数週間後からあがってきますので，その頃には甲状腺中毒症は軽快していることが多いのです．ただし，中毒症が遷延していると甲状腺ホルモンが高い時期でも陽性になることがあります．しかし，このような TRAb には刺激活性はありませんから，TSAb は陰性です．2つめは，Basedow 病の既往のある方（寛解 Basedow 病といいます．Basedow 病はいつ再発するかわからないので全摘しない限り治癒とはいえません）が，出産後などに無痛性甲状腺炎を発症した場合，Basedow 病ではなく破壊性甲状腺炎として診療されるべきですが TRAb は陽性であるかもしれません．なぜなら Basedow 病は陽性のまま寛解することが少なくないからです．それならいっそ TSAb だけを診断基準にすればよいのではないでしょうか．しかし，TSAb はバイオアッセイであり，現時点ではまだまだ偽陽性が多いので，必ずしも TRAb よりよいとはいいきれないのです．そこで，確定診断として登場するのが甲状腺シンチグラムです．

**ポイント** ▶ 甲状腺機能亢進症と破壊性甲状腺炎の鑑別はシンチで

## 豆知識　TRAb と TSAb

　抗 TSH 受容体抗体には，試験管内で TSH と TSH 受容体の結合阻害活性を測定する TRAb（TBII）と，培養細胞に添加してサイクリック AMP 産生を測定し，抗体自体の刺激活性を測定する TSAb がある．TRAb では，阻害型抗 TSH 受容体抗体（TSBAb；甲状腺機能低下症を引き起こす）をも合わせて検出するため，理論的には刺激型のみ検出する TSAb が理想的であるが，TSAb はバイオアッセイであるために変動幅が大きいのが弱点である．キットの添付文書では±35％の変動が許容されている．基準値の上限は 180％ であるが，＋35％を考慮すると 243％ まで正常になる．未治療 Basedow 病における陽性率は，TRAb が 98％，TSAb が 94％ であったが，臨床的に Basedow 病ではない症例での陽性率，すなわち TSAb の偽陽性率は 30％ 以上あった（自験データ）．両方測定すればよいのだが，保険では 1 カ月にいずれか一方しか認められていない．最近は TRAb の迅速キットが普及してきたこともあって，ますます TSAb の出番が減ってきた（ヤマサさん，ゴメンナサイ）．TSAb アッセイは現在さらに改良中とのこと．

## 豆知識　TRAb の種類

　TRAb 測定法にも種類がある．特に％表示と定量表示には注意が必要である．第一世代（コスミック社）と第二世代の一部（コスミック社）は％表示で，今でも測定されている．第二世代の残り（ブラームス社）と第三世代（コスミック社）は定量表示．％表示では，高抗体価では頭打ちになるので，定量表示が主流になりつつある．ブラームス社の TRAb 定量法は TRAK 法とよばれ，抗原はヒトリコンビナント TSH 受容体で競合に使うのはウシ TSH である．コスミック社の TRAb 定量法ではブタ由来の TSH 受容体とヒト TSH 受容体に対するモノクローナル抗体を使用している．後者では自動化され迅速測定が可能になっている．

### 豆知識　TSH 受容体

　TSH 受容体は甲状腺上皮細胞（濾胞細胞）の細胞膜にある 7 回膜貫通型の G 蛋白共役受容体である．TSH 受容体の細胞外ドメインに TSH や抗 TSH 受容体抗体が結合すると，$G_α$ サブユニットの GDP は GTP と交換され活性型 $G_α$ となる．活性型 $G_α$ はエフェクターとよばれるアデニル酸シクラーゼ（AC）やイノシトールリン脂質ホスホリパーゼ C（PLC）を活性化する．AC はセカンドメッセンジャーとしてサイクリック AMP（cAMP）を PLC はイノシトール 3 リン酸（IP3）やジアシルグリセロール（DAG）を合成する．cAMP はプロテインキナーゼ A（PKA）を，IP3 はカルモジュリン依存性プロテインキナーゼ（CaMK）を，DAG はプロテインキナーゼ C（PKC）をそれぞれ活性化する．TSAb はこのうち cAMP を測定する．一方，TSH 結合によって分離した活性型 $G_{βγ}$ サブユニットは K チャネルなどに結合してチャネルを開放する．このようにして，TSH は甲状腺濾胞細胞の増殖や分化を促進する．TSH はネガティブフィードバックによって抑制されるが，抗 TSH 受容体抗体は抑制を受けることなく TSH 受容体を刺激し続けるので，甲状腺腫と甲状腺機能亢進症（つまり Basedow 病）を引き起こす．

### 豆知識　TSH

　TSH は下垂体前葉の TSH 産生細胞（サイロトローフ）から分泌される．α と β の 2 つのサブユニットからなる糖蛋白で，α サブユニットは LH（黄体形成ホルモン），FSH（卵胞刺激ホルモン）や hCG（ヒト絨毛性ゴナドトロピン）と共通である．このため，妊娠時の高濃度の hCG は TSH 受容体を交叉刺激し，妊娠一過性甲状腺機能亢進症を引き起こす．TSH には若干の日内変動がある．午前 3 時に最高値 2.2 μU/mL，午後 3 時に最低値 1.4 μU/mL になる．しかし，$FT_4$ はほとんど変動しない．

　甲状腺シンチグラムにもいくつか種類があります．すなわち，甲状腺シンチグラフィとして数種類の核種が利用されています．Basedow 病の診断に使わ

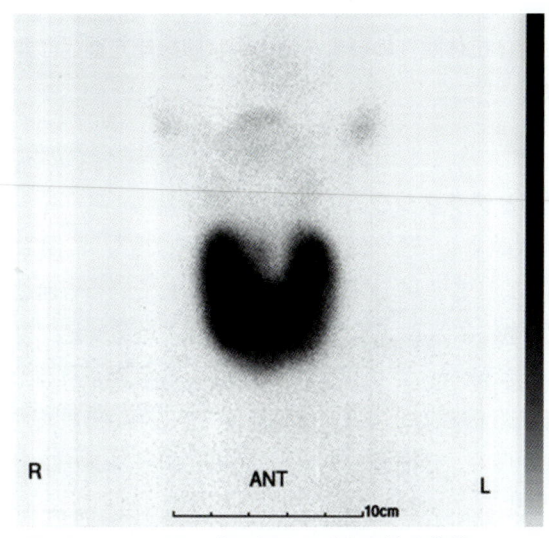

図8 ■ Basedow病におけるびまん性の集積

れるのは，甲状腺機能を推測するもので，$^{123}$Iと$^{99m}$Tcです．甲状腺ホルモンの原料がヨウ素であることから，$^{123}$Iシンチグラフィは甲状腺を視覚化し，摂取率は数値化されます．$^{99m}$Tcはホルモンとして有機化はされませんが，ヨウ素と同様に甲状腺に取り込まれます．$^{99m}$Tcヨウ素制限が必要ないという利点があります（放射性ヨウ素の場合は事前に1週間のヨウ素制限が必要です）．いずれもBasedow病で高値となり無痛性甲状腺炎で低値となるため，両者の鑑別に利用されます．ヨウ素の取り込みはTSHによって調節されていますから，甲状腺中毒症でTSHが抑制されていると甲状腺への取り込みはみられないはずです．そのような状態でも甲状腺がびまん性に描出されるということはTSH受容体抗体の存在を示し，Basedow病と診断できるというわけです（図8）．ただし，何事にも例外はつきものです．TSH受容体自体の遺伝子変異で甲状腺機能亢進症になる場合があります．TSH受容体の機能獲得型（構成的活性化）変異の場合で，TSHがなくても受容体下流のシグナルがオンになっています．遺伝性では，びまん性甲状腺腫を伴った先天性甲状腺機能亢進症になります．この場合，甲状腺摂取率は高値ですが，TRAbやTSAbは陰性であり，Basedow病ではありません．非自己免疫性甲状腺機能亢進症というわけです．

**ポイント** ▶ 抗TSH受容体抗体陰性のびまん性の甲状腺機能亢進症は非自己免疫性かも

### 豆知識　放射性ヨウ素とテクネシウム

　ヨウ素（I）は甲状腺ホルモンの原料で原子番号は53，質量数は127．ヨウ素の同位体は108-144まで37種類が知られている．自然に存在するヨウ素は安定同位体のヨウ素127で，それ以外は不安定同位体のいわゆる放射性ヨウ素である．甲状腺シンチグラフィに利用されるのはヨウ素123．半減期は13時間で$\gamma$崩壊のため画像検査に用いられる．ヨウ素131の半減期は8日で，$\beta$崩壊もするためおもにアイソトープ治療に用いられる．原発事故で放出されたのはおもにヨウ素131-133．ちなみにヨウ素125は半減期が59日と比較的長いのでインビトロ検査に利用されている．一方，テクネシウムは85-118までの22種類が知られているがすべて放射性同位体である．$^{99m}$Tcは$^{99}$Moから生成される．半減期は6時間で$\gamma$崩壊のみ．甲状腺濾胞細胞のNaIシンポーター（NIS）のヨウ素を置換するため甲状腺が描出される．ただし，唾液腺や乳腺，胃粘膜にも集積する．摂取率の正常範囲は$^{123}$Iで5～15％（3時間後），10～40％（24時間後），$^{99m}$Tcで0.5～4.0％（20分後）．$^{123}$Iの3時間値が24時間値より高ければヨウ素制限不十分と判定する．

　とはいっても，シンチグラフィは妊婦には実施できないし，どこの施設でもできる検査ではありませんので，甲状腺中毒症があり，臨床所見からBasedow病が疑われて，抗TSH受容体抗体も陽性であれば，ガイドライン上では「確からしいBasedow病」であっても，通常は治療を開始します．逆に，Basedow病が疑われるのに抗TSH受容体抗体が陰性の場合や，もともと抗TSH受容体抗体が陽性であったBasedow病のケースが出産した場合（出産後甲状腺炎かも）など，抗TSH受容体抗体陽性が指標になりにくい（明らかなステップアップがあれば別ですが）ときに，（授乳中であれば授乳を2日程度中止して）テクネシウムシンチグラフィを行います．TSHが感度以下であ

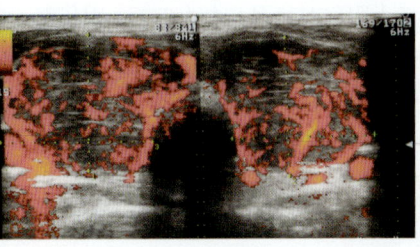

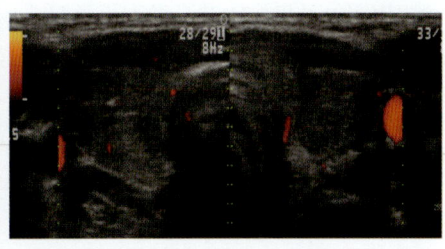

マジョリティ　　未治療 Basedow 病　　マイノリティ

マジョリティ　　無痛性甲状腺炎　　マイノリティ

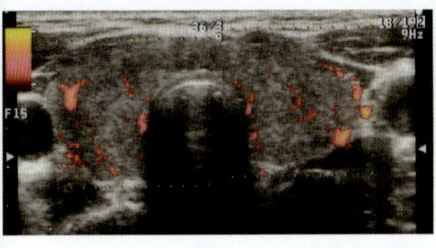

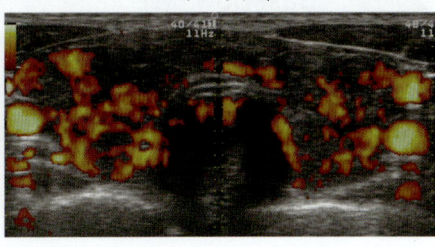

図9 ■ 未治療 Basedow 病と無痛性甲状腺炎のドプラエコー

るにもかかわらずシンチグラフィでびまん性に甲状腺が写っていれば，甲状腺刺激抗体の存在を示唆しますので，Basedow 病と診断します．また，未治療 Basedow 病では，多くの場合，エコーのドプラ検査で火焔状の血流増加がみられるので診断の参考になります（図9）．しかし，血流の多さは必ずしも機能の高さを反映しているわけではありませんので例外があります．つまり，未治療 Basedow 病なのに血流に乏しかったり，無痛性甲状腺炎なのに血流が多かったりすることがあるので，シンチグラフィの診断能には及びません．

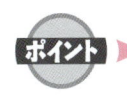

**ポイント** ▶ Basedow 病の確定診断には放射性ヨウ素（またはテクネシウム）による甲状腺シンチが必要（ただし，妊婦や小児，施設環境によっては抗 TSH 受容体だけで診断）

Basedow 病に特徴的な症状として，眼症があります．ガイドラインでは「眼球突出または特有の眼症状」と表現されています．Basedow 病の眼症状とし

てよくみられるのは上眼瞼の後退です．過剰な甲状腺ホルモンによる交感神経の過緊張の結果，Müller 筋が異常収縮して上眼瞼が後退したもので，甲状腺機能の正常化とともによくなります．「お目めパッチリ」です．一方，眼瞼浮腫や眼球突出，複視を示すようなものがいわゆる Basedow 眼症です．

**ポイント** ▶ 上眼瞼の後退は甲状腺ホルモンの作用

### 豆知識　Basedow 眼症

　Basedow 眼症は甲状腺眼症ともいう．Basedow 病やまれに橋本病に伴ってみられる眼窩組織の自己免疫性の炎症性疾患のことである．眼窩組織には眼瞼や涙腺，球後軟部組織の外眼筋や脂肪組織などが含まれる．重症になると複視や視力障害を引き起こす．Basedow 眼症の原因はいまだによくわかっていない．抗 TSH 受容体抗体が関係しているのではないかと考えられており，実際，多くの眼症患者では，TRAb や TSAb が高値を示すが，なかには陰性の場合もある．甲状腺機能が正常の Basedow 眼症を euthyroid Graves 病，甲状腺機能が低下している眼症を hypothyroid Graves 病という．抗 TSH 受容体抗体とは別に，眼窩組織に対する抗体が存在していると考える研究者もいる．Basedow 眼症のリスクファクターとして，

　①喫煙：喫煙が眼症の程度に関係することがわかっている．
　②アイソトープ治療：アイソトープ治療をすると，甲状腺の破壊により，一時的に抗 TSH 受容体抗体が上昇する．このとき，眼症が悪化することがある．
　③甲状腺機能低下症：Basedow 病の治療中に甲状腺機能が低下すると，上昇した TSH が眼症を悪化させることがある．

## 豆知識　Basedow 眼症の治療

　Basedow 眼症は喫煙で悪化することがわかっているので，まず禁煙してもらう．甲状腺機能亢進症の治療により，眼症も軽快することがあるので，Basedow 病の治療を開始する．その際，アイソトープ治療後に眼症が悪化するケースがあり，眼症が活動性である場合は薬物療法か手術療法を選択する．活動性眼症に対して，副腎皮質（ステロイド）ホルモン薬のパルス療法（0.5〜1g×3日間×3クール）と，ケースにより放射線照射療法（1〜2Gy×10回）が併用される．ステロイド薬による重篤な肝障害の報告があり，ステロイド薬の総量を8g以下に減量することがすすめられている．非活動性眼症には眼科的に機能回復手術が行われる．眼症の重症度は NOSPECS 分類で，活動性はクリニカルアクティビティスコア（CAS）や MRI の STIR 法などで評価する．

## 豆知識　NOSPECS と CAS

**NOSPECS**

N: No physical signs or symptoms
O: Only signs, no symptoms（眼瞼後退，2mm 以上）
S: Soft tissue involvement（眼瞼腫脹，発赤，結膜浮腫，充血）
P: Proptosis（眼球突出，17mm 以上）
E: Extraocular muscle involvement（複視）
C: Corneal involvement（角膜浸潤，潰瘍，穿孔，壊死）
S: Sight loss（乳頭浮腫，球後視神経症，視力低下）

**CAS**

眼窩部痛・違和感
眼球運動時痛・違和感

眼瞼発赤
眼瞼浮腫
結膜充血
結膜浮腫
涙丘腫脹
の3つ以上があてはまれば「活動性あり」と判定する．

**豆知識　EMO 症候群**

眼球突出（Exophthalmos），前脛骨粘液水腫（Myxedema）と肥大性骨関節症（Osteoarthropathy，太鼓バチ状指）を伴った Basedow 病．自己免疫機序によるグリコサミノグリカンの蓄積に起因すると考えられている．TRAb や TSAb が高値．

## 2）無痛性甲状腺炎（急性期）

　Basedow 病と鑑別すべき疾患の第一候補です．無痛性甲状腺炎は橋本病や寛解 Basedow 病を基礎疾患として発症する自己免疫機序の破壊性甲状腺炎です．基礎疾患にあるびまん性甲状腺腫を認めます．これに破壊性甲状腺炎による甲状腺中毒症が起こります．抗 TSH 受容体抗体が陰性なら無痛性甲状腺炎である可能性は高くなりますが，数％の未治療 Basedow 病では抗 TSH 受容体抗体が陰性になります．逆に，一部の無痛性甲状腺炎では抗 TSH 受容体抗体が陽性になりますので，このような症例に抗甲状腺薬を投与することがないように注意します．甲状腺の破壊による抗原暴露のため一過性に抗 TSH 受容体抗体が軽度上昇することがあることと，もともと抗 TSH 受容体抗体陽性の寛解 Basedow 病で無痛性甲状腺炎を発症することがあるためです．しばしば出産やインターフェロン，アミオダロンなどの薬剤が誘因となります．特に出産後は Basedow 病の再燃以上に頻度が高いので注意します（出産後甲状腺炎，

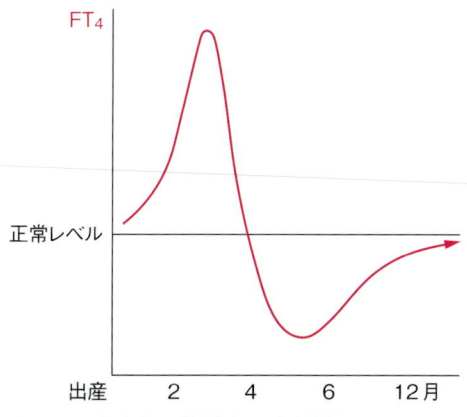

**図10 ■ 出産後甲状腺炎の自然経過**

図10).自験例では出産後甲状腺炎は Basedow 病妊婦の 44％でみられました.しかし,原因(誘因)が明らかでない場合も少なくありません.抗 TSH 受容体抗体が陰性であるなど,診断に不安要素が残る場合は,授乳を 2～3 日止めてもらって,甲状腺 $^{99m}$Tc シンチグラフィを行うか(甲状腺は写りません),抗甲状腺薬を投与せずに慎重に経過を観察します.エコーのドプラ検査では通常は甲状腺の血流増加はみられないので参考になりますが,例外(増加しているケース)もあるので注意が必要です.経過観察で無痛性甲状腺炎の場合は自然に甲状腺機能が低下してきます.すなわち,甲状腺中毒症は通常 3 カ月以内に改善し,その後一過性の機能低下症になって正常に復します.しかし,インターフェロン,アミオダロンなどの薬剤が誘因で,かつ,それらが継続して使用されている場合は,甲状腺中毒症が遷延することがあります.

**ポイント** ▶ Basedow 病の診断は無痛性甲状腺炎を否定してから

| ガイドライン 無痛性甲状腺炎の診断ガイドライン |
| --- |
| **a）臨床所見** |
| 1. 甲状腺痛を伴わない甲状腺中毒症<br>2. 甲状腺中毒症の自然改善（通常 3 カ月以内） |
| **b）検査所見** |
| 1. FT4 高値<br>2. TSH 低値（0.1μU/mL 以下）<br>3. 抗 TSH 受容体抗体陰性<br>4. 放射性ヨウ素（またはテクネシウム）甲状腺摂取率低値 |
| **診断の基準** |
| 1）無痛性甲状腺炎<br>　 a）および b）のすべてを有するもの<br>2）無痛性甲状腺炎の疑い<br>　 a）のすべてと b）の 1〜3 を有するもの<br><br>除外規定<br>　 甲状腺ホルモンの過剰摂取例を除く. |
| **付記** |
| 1. 慢性甲状腺炎（橋本病）や寛解 Basedow 病の経過中発症するものである.<br>2. 出産後数カ月でしばしば発症する.<br>3. 甲状腺中毒症状は軽度の場合が多い.<br>4. 病初期の甲状腺中毒症が見逃され，その後一過性の甲状腺機能低下症で気付かれることがある.<br>5. 抗 TSH 受容体抗体陽性例がまれにある. |

（甲状腺疾患診断ガイドライン 2010）

## 3）亜急性甲状腺炎（急性期）

　有痛性で発熱を伴うため，典型例での診断は比較的容易です．ウイルス性と考えられており，上気道感染症状の前駆症状をしばしば伴い，赤沈や CRP などの炎症反応が陽性になります．エコーでは，疼痛部に一致して低エコー域がみられます（図 11）．疼痛や低エコー域は，経過中しばしば反対側にも移動します．クリーピング現象といい，これも特徴のひとつです．放射性ヨウ素（またはテクネシウム）シンチグラフィで甲状腺は写りません．HLA-Bw35 との関連が認められています．まれに橋本病を基礎に有痛性の甲状腺炎（橋本病急

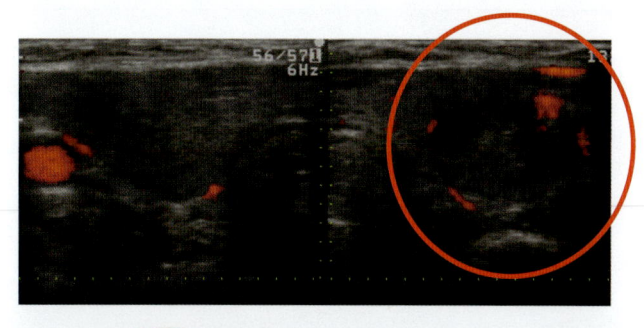

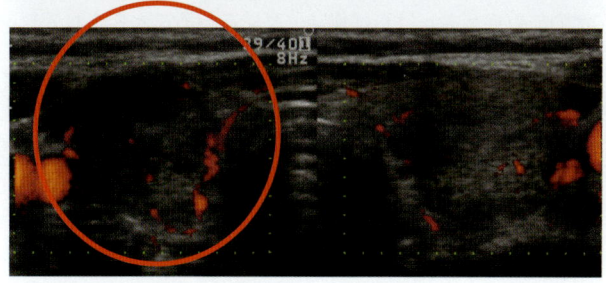

図11 ■ 亜急性甲状腺炎にみられる低エコー

性増悪といいます）を発症することがあり，亜急性甲状腺炎と紛らわしいことがあります．また，囊胞内出血や急性化膿性甲状腺炎，未分化癌でも痛みを伴いますが，この場合は甲状腺中毒症になることはまれです．

**ポイント ▶ 亜急性甲状腺炎はウイルス性の甲状腺炎**

| ガイドライン　亜急性甲状腺炎（急性期）の診断ガイドライン |
|---|
| a）臨床所見 |
| 有痛性甲状腺腫 |
| b）検査所見 |
| 1. CRP または赤沈高値<br>2. FT4 高値，TSH 低値（0.1μU/mL 以下）<br>3. 甲状腺超音波検査で疼痛部に一致した低エコー域 |

### 診断の基準

1) 亜急性甲状腺炎
   a) および，b) のすべてを有するもの
2) 亜急性甲状腺炎の疑い
   a) と b) の 1 および 2

**除外規定**
橋本病の急性増悪，囊胞への出血，急性化膿性甲状腺炎，未分化癌

**付記**
1. 上気道感染症状の前駆症状をしばしば伴い，高熱をみることもまれでない．
2. 甲状腺の疼痛はしばしば反対側にも移動する．
3. 抗甲状腺自己抗体は原則的に陰性であるが経過中弱陽性を示すことがある．
4. 細胞診で多核巨細胞を認めるが，腫瘍細胞や橋本病に特異的所見を認めない．
5. 急性期は放射線ヨウ素（またはテクネシウム）甲状腺摂取率の低下を認める．

（甲状腺疾患診断ガイドライン 2010）

### 豆知識　急性化膿性甲状腺炎

先天性の下咽頭梨状窩瘻を介して，甲状腺やその周囲に細菌感染を繰り返すもの．発熱，前頸部皮膚の発赤や疼痛を呈する．白血球は増加し，CRPは上昇する．通常，甲状腺機能は正常であるが，サイログロブリンは高値になることがある．エコー（図12）やCTで膿瘍を認め，内視鏡で梨状窩の発赤・腫脹を認める．抗菌薬で治療する．炎症がおさまったら食道造影で梨状窩瘻を確認し，摘出する．

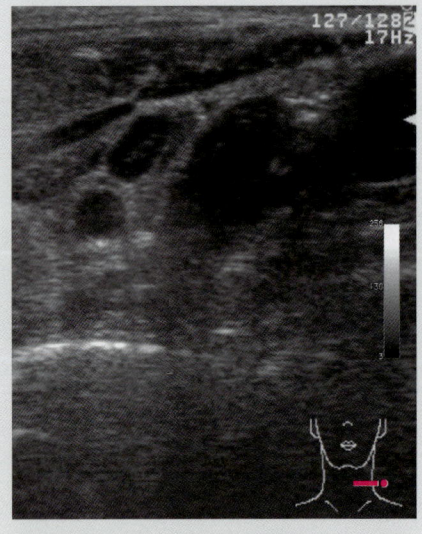

**図12 ■ 急性化膿性甲状腺炎**
甲状腺外に及ぶ有痛性の腫瘤．

### 4）妊娠一過性甲状腺機能亢進症

　妊娠初期（7〜15週）にhCGの刺激で甲状腺機能亢進症になることがあります．妊婦に限ればその頻度はBasedow病より高いとさえいわれています（100妊婦に1人）．多胎妊娠や胞状奇胎などhCGが高い場合（通常10万単位以上）に多く，妊娠悪阻を伴います．hCGの低下とともに軽快します．短期間なので甲状腺腫は認めず，抗TSH受容体抗体は陰性です．ただし，寛解Basedow病でもこの時期に甲状腺機能亢進症になることが少なくありません．自験例では妊娠初期の一過性甲状腺機能亢進症はBasedow病妊婦の26％でみられました．慎重に経過を観察し，もし妊娠中期以降も落ち着いてこないようであれば，Basedow病の悪化として抗甲状腺薬を再開します．

> **ポイント** ▶ 妊娠一過性甲状腺機能亢進症は胎盤性の甲状腺機能亢進症

### 5）中毒性結節性甲状腺腫（Plummer病）

　結節性の甲状腺腫で，機能性単結節性（AFTN）と機能性多結節性（TMNG）があります．放射性ヨウ素（またはテクネシウム）シンチグラフィでは結節のみが描出され，甲状腺の正常部分は写りません（hot nodule，図13）．ただし，放射性ヨウ素が集積しない甲状腺腫瘍にテクネシウムが取り込まれることがありますので，テクネシウムシンチで診断する場合は血液学的な甲状腺機能亢進

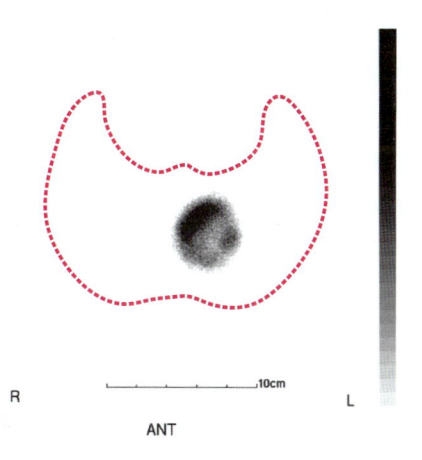

**図13 ■ Plummer病**
ホットな結節．

症が前提です．Plummer 病では抗 TSH 受容体抗体は陰性です．原因の一部は，腫瘍の TSH 受容体遺伝子の機能獲得型（構成的活性化）変異によります．日本では TMNG はまれです．

**ポイント ▶ Plummer 病の診断はホットな結節で**

**豆知識　Plummer 病**

　Plummer 病は米国メイヨクリニックの Henry Stanley Plummer（1874-1936）が名づけ親．もともとは中毒性多結節性甲状腺腫（TMNG）を指していたが，日本ではなぜか単発性の中毒性甲状腺腺腫を Plummer 病とよぶ．Plummer-Vinson 症候群（鉄欠乏性嚥下障害）も彼（ら）の命名．Plummer の功績は他にもある．現在のカルテの原型を創始したことや医療用 X 線の基礎を築いたことは意外と知られていないのではないか．

## 6) 薬剤性甲状腺中毒症

　甲状腺機能低下症の治療薬である甲状腺ホルモン製剤を過剰に服用すると，当然のこととして甲状腺中毒症となります．このとき，$T_4$ 製剤服用の場合は $FT_4$，$FT_3$ がいずれも上昇します．しかし，$T_3$ 製剤や $T_3$ 含有製剤（動物の甲状腺乾燥製剤など）服用の場合は，$FT_4$ は正常ないし低値であっても，$FT_3$ が高値となって甲状腺中毒症が起こる場合があるので注意が必要です．また，甲状腺ホルモンを，知らずに服用して甲状腺中毒症をきたす場合があります．作為的に大量の甲状腺ホルモンを服用することもあります．詐病性（作為的）甲状腺中毒症あるいは甲状腺剤甲状腺中毒症（factitious thyrotoxicosis）とよばれます．日本で認可されている漢方薬には甲状腺ホルモンを含有したものはありませんが，外国からの個人輸入などによる，いわゆる「健康食品」あるいは「やせ薬」に甲状腺ホルモンが含まれているものがあるので注意が必要です．血中のサイログロブリンが高くないことが Basedow 病との鑑別に有用であるという専門医もいます．しかし，未治療の Basedow 病でもサイログロブリン

の低い人が大勢いるのであまり参考にはならないように思います（図6）．抗TSH受容体抗体は陰性で，シンチグラフィで甲状腺は写りません．

**ポイント ▶ そのサプリメントは大丈夫？**

また，抗不整脈薬のアミオダロンや肝炎治療薬のインターフェロンが破壊性甲状腺炎やBasedow病発症による甲状腺中毒症を引き起こすことがあります．そのメカニズムの詳細は不明ですが，アミオダロンに含まれるヨウ素（1錠中に37.2mg！のヨウ素を含有）やインターフェロンによる免疫系の影響が考えられています．他にも，炭酸リチウム，HAART療法，GnRH誘導体などで，Basedow病の発症が報告されています．

**ポイント ▶ アミオダロンとインターフェロン治療では甲状腺機能をチェック**

> **豆知識　AIT**
> アミオダロン誘発性甲状腺中毒症（amiodaron induced thyrotoxicosis）のこと．
> 　AIT 1型：Basedow病タイプの甲状腺機能亢進症．抗甲状腺薬で治療．
> 　AIT 2型：無痛性甲状腺炎タイプの破壊性甲状腺炎．副腎皮質（ステロイド）ホルモン薬で治療．
> 甲状腺機能低下症になるケースもある．

## 7）甲状腺クリーゼ

甲状腺クリーゼ（thyrotoxic storm or crisis）は，「甲状腺中毒症の原因となる未治療またはコントロール不良の甲状腺基礎疾患が存在し，これに何らかの強いストレスが加わったときに，甲状腺ホルモン作用過剰に対する生体の代償機構の破綻により，複数臓器が機能不全に陥った結果，生命の危機に直面した緊急治療を要する病態」と定義されています．

**ポイント** ▶ 甲状腺クリーゼは誘因によって引き起こされる多臓器不全のこと

**ガイドライン** 甲状腺クリーゼの診断基準（第1版）

### 必須項目

甲状腺中毒症の存在（遊離 $T_3$ および遊離 $T_4$ の少なくともいずれか一方が高値）

### 症状[注1]

1. 中枢神経症状[注2]
2. 発熱（38℃以上）
3. 頻脈（130回/分以上）[注3]
4. 心不全症状[注4]
5. 消化器症状[注5]

### 診断の基準

**確実例**
必須項目および以下を満たす[注6].

　a. 中枢神経症状＋他の症状項目1つ以上，または，b. 中枢神経症状以外の症状項目3つ以上

**疑い例**
　a. 必須項目＋中枢神経症状以外の症状項目2つ，または b. 必須項目を確認できないが，甲状腺疾患の既往・眼球突出・甲状腺腫の存在があって，確実例条件のaまたはbを満たす場合[注6]

### 付記

注1）明らかに他の原因疾患があって発熱（肺炎, 悪性高熱症など），意識障害（精神疾患や脳血管障害など），心不全（急性心筋梗塞など）や肝障害（ウイルス性肝炎や急性肝不全など）を呈する場合は除く．しかし，このような疾患の中にはクリーゼの誘因となるため，クリーゼによる症状か単なる併発症か鑑別が困難な場合は誘因により発症したクリーゼの症状とする．このようにクリーゼでは誘因を伴うことが多い．甲状腺疾患に直接関連した誘因として，抗甲状腺剤の服用不規則や中断，甲状腺手術，甲状腺アイソトープ治療，過度の甲状腺触診や細胞診，甲状腺ホルモン剤の大量服用などがある．また，甲状腺に直接関連しない誘因として，感染症，甲状腺以外の臓器手術，外傷，妊娠・分娩，副腎皮質機能不全，糖尿病ケトアシドーシス，ヨウ素造影剤投与，脳血管障害，肺血栓塞栓症，虚血性心疾患，抜歯，強い情動ストレスや激しい運動などがある．

注2）不穏，せん妄，精神異常，傾眠，けいれん，昏睡．Japan Coma Scale（JCS）1以上または Glasgow Coma Scale（GCS）14以下．

注3）心房細動などの不整脈では心拍数で評価する．
注4）肺水腫，肺野の50％以上の湿性ラ音，心原性ショックなど重度な症状．New York Heart Association（NYHA）分類4度またはKillip分類Ⅲ度以上．
注5）嘔気・嘔吐，下痢，黄疸を伴う肝障害
注6）高齢者は，高熱，多動などの典型的クリーゼ症状を呈さない場合があり（apathetic thyroid storm），診断の際注意する．

〔日本甲状腺学会ホームページ（http://www.japanthyroid.jp/）より〕

## 3 FT₄高値でTSHの抑制がない（正常または軽度高値の）場合（図14）

FT₃またはFT₄が高値にもかかわらずTSHが低値にならずに，やや高値または正常範囲内に測定されることが，まれですがあります．これをTSH不適合分泌症候群（SITSH）といいます．FT₃またはFT₄が高値でTSHが低値でないのは変だなと思ってください．サーモスタット（ネガティブフィードバック）の故障です．

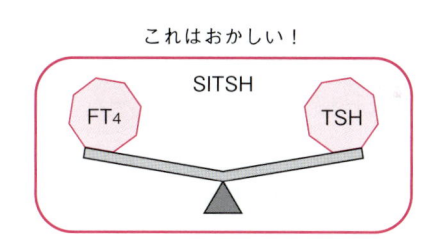

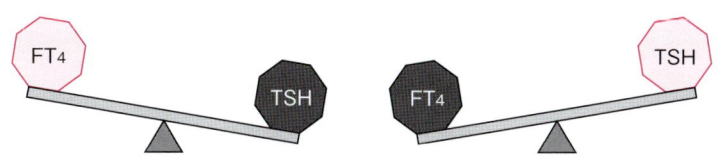

図14 ■ 不適切分泌症候群（SITSH）

**ポイント** ▶ 甲状腺ホルモンが高いのにTSHが低くないのはおかしい！

## 豆知識　ネガティブフィードバック

視床下部で合成・分泌されたTSH放出ホルモン（TRH）は下垂体門脈を経て下垂体へ届く．TRHはTSH産生細胞を刺激しTSHの合成を促す．TSHは血中に分泌され，甲状腺の濾胞細胞を刺激し，甲状腺ホルモン（主にT4）を合成・分泌する．T4は末梢の標的臓器に到達し，細胞内で活性型ホルモンであるT3に変換される．T3は甲状腺ホルモン受容体（TR）を介して標的遺伝子の発現を制御し，生体の発達や代謝を調節する．同時に視床下部や下垂体では，同じTRを介してTRHやTSHの発現を抑制する．これをTSHに対するT3のネガティブフィードバックという（図15）．下垂体に主に発現するのはTRβ2アイソフォーム（サブタイプのこと）であるため，この遺伝子異常によりネガティブフィードバック機構の障害を引き起こしてSITSHとなる．

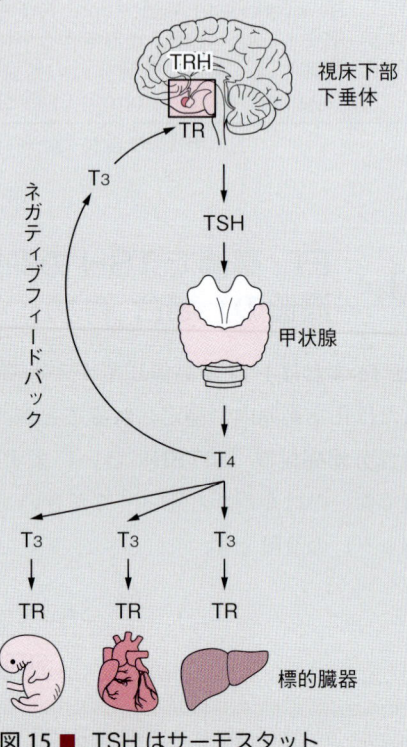

図15 ■ TSHはサーモスタット

　SITSHには下垂体からのTSHが自律性に分泌されている場合と下垂体でのTSHの調節が破綻している場合があります（図16）．前者は腫瘍によるTSHの自律分泌でTSH産生下垂体腫瘍です．後者は甲状腺ホルモン受容体（TRβ）の遺伝子異常によりネガティブフィードバックがきかない甲状腺ホルモン不応症です．一点，注意しておきたいのは，小児のFT3は成人の基準値より

**図16** ■ 真のSITSH

少し高いということです．小児ではFT$_4$も高ければSITSHを疑いましょう．SITSHの2大疾患はTSH産生下垂体腫瘍と甲状腺ホルモン不応症ですが，その鑑別に入る前に一過性のSITSHやみかけ上のSITSHを除外します．一過性のSITSHとして，甲状腺機能低下症を甲状腺ホルモン薬で治療する際，コンプライアンス（服薬状態）が悪いときに，一時的なSITSH状態になることがあります．たとえば，のみ忘れが続いてTSHが上がってきたときに，急に内服を再開すると血中の甲状腺ホルモン濃度はポンと高くなりますが，TSHが下がるまでに時間がかかるので，TSHが下がりきらない時点で血液検査をすると，SITSH状態になります．また，破壊性甲状腺炎などで，急激なホルモン上昇が起こってすぐに検査をすると，同様のことが起こります．1〜2カ月後に再検査すると戻っているはずです．また，一部の薬剤でSITSH状態になることがあります．抗不整脈薬のアミオダロンや抗凝固薬のヘパリンなどがあります．みかけ上のSITSHとしては，患者血清にFT$_4$やTSHのアッセイ系に干渉する物質の存在による場合があります．抗T$_4$抗体，抗T$_3$抗体，抗

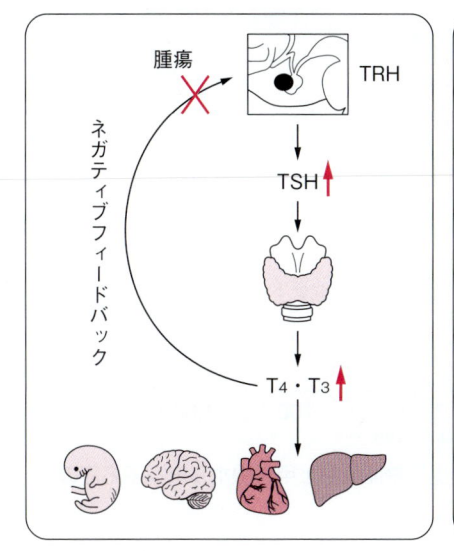

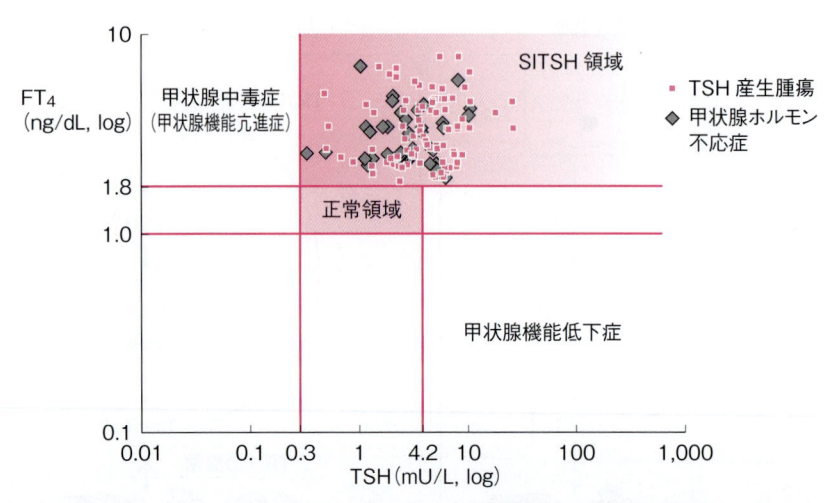

**図17** ■ FT4 と TSH の関係では TSH 産生下垂体腫瘍と甲状腺ホルモン不応症の区別はつかない！

TSH 抗体，ヒト抗マウス抗体（HAMA）など動物免疫グロブリンに対する異好抗体などがあります．アッセイでは動物由来の抗原や抗体を利用しているためです．

> **ポイント** ▶ まずみかけ上の SITSH を除外する

さて，みかけ上の SITSH が除外できたら，TSH 産生下垂体腫瘍と甲状腺ホルモン不応症の鑑別に入ります．TSH 産生下垂体腫瘍と甲状腺ホルモン不応症で，SITSH の程度に差はありませんので（図17），画像検査や遺伝子検査が必要になります．

> **ポイント** ▶ 真の SITSH なら TSH 産生下垂体腫瘍か甲状腺ホルモン不応症

## 1）TSH 産生下垂体腫瘍

　TSH 産生下垂体腫瘍の多くは 1cm 以上のマクロアデノーマです．下垂体

MRI 検査を行い，腫瘍の有無を確認します．腫瘍がなければ，TRH 試験や $T_3$ 試験で次に述べる甲状腺ホルモン不応症（甲状腺ホルモン受容体遺伝子の異常）との鑑別を行います．注意が必要なのは，下垂体インシデンタローマ（健康な人に偶然みつかる腫瘍）の頻度が最大 10％と高いことです．甲状腺ホルモン不応症に偶然非機能性下垂体腫瘍がみつかって，TSH 産生下垂体腫瘍と誤診されて手術されてしまったという事例があります．

**ポイント ▶ 下垂体腫瘍をみつけても油断は大敵**

### ガイドライン　TSH 産生下垂体腫瘍の診断ガイドライン

**I 主要症候**
(1) 甲状腺中毒症状（動悸，頻脈，発汗増加，体重減少など）を認める[注1]．
(2) びまん性甲状腺腫大を認める．
(3) 下垂体腫瘍の腫大による症状（頭痛・視野障害）を認める．
　注 1）中毒症状はごく軽微なものから中等症が多い．

**II 検査所見**
(1) 血中甲状腺ホルモンが高値にもかかわらず血中 TSH は正常値〜軽度高値を示す（SITSH）．
(2) 画像診断で下垂体腫瘍を認める．
(3) 摘出した下垂体腫瘍組織の免疫組織学的検索により TSH β ないしは TSH 染色性を認める．

**III 参考事項**
(1) 血中 α サブユニット高値[注1] あるいは α サブユニット /TSH モル比 > 1.0[注2]
(2) TRH 刺激試験により血中 TSH は無〜低反応を示す（頂値の TSH は前値の 2 倍以下となる）例が多い．
(3) 他の下垂体ホルモンの分泌異常を伴いそれぞれの過剰ホルモンによる症候を示すことがある．
(4) まれではあるが異所性 TSH 産生腫瘍がある．
(5) 抗 $T_4$ 抗体や抗 $T_3$ 抗体，抗マウス IgG 抗体などの異種抗体，異常アルブミンなどにより甲状腺ホルモンや TSH が高値を示すことがあり，注意が必要である．
　注 1）保険未収載，年齢性別の基準値に注意が必要である．
　注 2）閉経後や妊娠中は除く（ゴナドトロピン高値のため）．

#### IV 除外項目

甲状腺ホルモン不応症との鑑別を必要とする.

#### 診断の基準

確実例： I のいずれかと II の全てを満たす症例.
疑診例： I のいずれかと II の (1), (2) を満たす症例.

（厚生労働科学研究費補助金難治性疾患克服研究事業　間脳下垂体機能障害に関する調査研究班 平成 14 年度 総括・分担研究報告書より）　　（2011 年 3 月 31 日改訂）

### 豆知識　T₃ 試験

T₃ 試験の目的は，甲状腺ホルモンに対する不応性の確認．即効性の甲状腺ホルモンである合成 T₃ を負荷して，中枢および末梢の反応性（代謝状態）を検証する．Refetoff によるオリジナルの方法は 50, 100, 200 μg/日の T₃ を 12 時間毎に各 3 日間計 9 日間経口投与し，投与前日（day

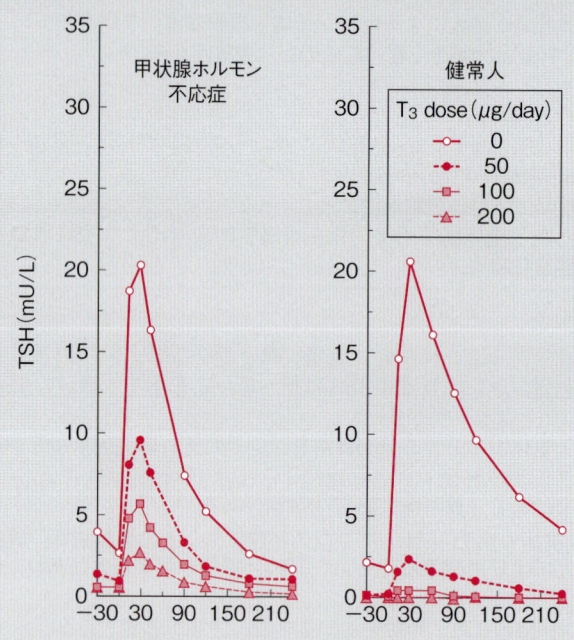

図18 ■ 甲状腺ホルモン不応症の臨床診断

0）と各量最終日（day 3,6,9）に血液検査と TRH 負荷試験を行う．体重，睡眠中脈拍，基礎代謝，食事摂取量の測定は毎日行う．血液検査では甲状腺機能，コレステロール，クレアチンキナーゼ，フェリチン，性ホルモン結合蛋白を測定する．TRH 試験では TSH とプロラクチンを測定する．$T_3$ 試験に明確な判定基準はないが，健常人と比較して総合的に判定する．$T_3$ 内服により，不応症患者と健常人（または患者の非罹患家族）との間で，有意差がみられた項目は，基礎代謝（増加度），睡眠中の脈拍（増加度），体重（減少度），コレステロール（減少度），クレアチンキナーゼ（減少度），フェリチン（増加度），性ホルモン結合蛋白（増加度）と TRH に対する TSH の反応性である（図 18）．

## 2）甲状腺ホルモン不応症

　甲状腺ホルモン不応症とは，甲状腺ホルモンの標的臓器への作用が減弱している症候群で，発見者の名をとり，Refetoff 症候群ともよばれます．成因は，$TR\beta$ 遺伝子の異常で，遺伝子が全く欠損していた一家系（劣性遺伝）以外は，常染色体性優性遺伝形式をとります．米国の新生児スクリーニング調査に基づく発症頻度は 4 万人に 1 人とされていますが，実際の報告例数は世界で 1,000 例余りと，非常にまれな疾患です．甲状腺ホルモン不応症の病態の特徴は，

① SITSH（TSH 産生腫瘍と共通）
② TRH 試験で反応あり（TSH 産生腫瘍と異なる）
③ 中毒症状に乏しい（TSH 産生腫瘍と異なる）
④ 甲状腺腫（TSH 産生腫瘍と共通）

　TRH 刺激では TSH は反応し分泌増加がみられます．一方，鑑別疾患の TSH 産生腫瘍では一般に反応しません．また，$TR\alpha$ と $\beta$ の分布の違いにより臓器毎に反応性は多少異なりますが，甲状腺ホルモンが高値にもかかわらず，亢進症状に乏しいことも TSH 産生腫瘍との違いです．TSH が持続的に高い（高めな）ので多くの症例で甲状腺腫を認めますが，これは TSH 産生腫瘍と共通です．MRI で下垂体腫瘍がないこと，外因性の $T_3$ による TSH の抑制が

不十分であること，家系調査（遺伝性の有無）が参考になります．遺伝子検査でTRβに変異を認めれば診断は確定しますが，みつかるのは不応症のうちの85％です．残りの15％の原因は今も不明です．変異TRβではT₃との結合性が障害されており，正常アリル（対立遺伝子．甲状腺ホルモン不応症の変異はほとんどがヘテロ接合体）由来のTRβの機能を障害します．これをドミナントネガティブ効果といいます．

**ポイント ▶ 甲状腺ホルモン不応症はTRβ遺伝子の異常による遺伝性疾患**

### 豆知識　TR

TRは全身の標的臓器の細胞核内に存在する核内受容体の一つである．TRは，癌遺伝子v-erb Aの癌原遺伝子（プロトオンコジーン）c-erb Aとして，1986年に同定された．それまでの膨大な生化学的な研究により，甲状腺ホルモンの受容体は1種類と信じられていた．ところが，異なる染色体にのる2種類の受容体（TRα：第17染色体とTRβ：第3染色体）がほぼ同時にクローニングされたので研究者らは驚いた．どちらも全身に分布し，インビトロ（試験管内）では同等の受容体機能（T₃結合性や転写活性）をもっていたので，インビボ（生体内）での役割の違いはそれぞれのノックアウトマウスの検討を待つこととなった．TRは他の核内レセプター同様，分子の中央にDNA結合領域を有し，N末端に比較的短いAF-1領域とC末端にホルモンおよびコファクター（転写共役因子）と結合するAF-2領域をもつ（図19）．甲状腺ホルモン不応症はTRβのホルモン結合領域のアミノ酸変異による（図20）．ごく最近，長年の不思議で

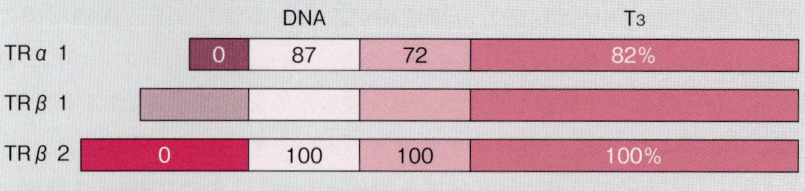

| | | DNA | | T₃ |
|---|---|---|---|---|
| TRα1 | 0 | 87 | 72 | 82% |
| TRβ1 | | | | |
| TRβ2 | 0 | 100 | 100 | 100% |

図19 ■ 甲状腺ホルモン受容体の種類と構造（％は塩基配列の相同性）

あった TRα異常症が，受容体の同定から四半世紀遅れて発見された（N Engl J Med. 2012; 366: 243-9）．6歳女児で，成長障害，発達障害，骨異形成,重度の便秘といった甲状腺機能低下症を認め，FT4 0.5ng/dL（0.8〜1.7），FT3 0.4ng/dL（0.3〜0.5），TSH 1.04mU/L と，TSH の上昇を伴わない軽度の低 T4 血症を示した．すなわち，ノックアウトマウスから予想された通り，SITSH ではなかった．インビトロでは異常 TRα（E403X）は正常 TRαに対し，ドミナントネガティブ効果を示した．

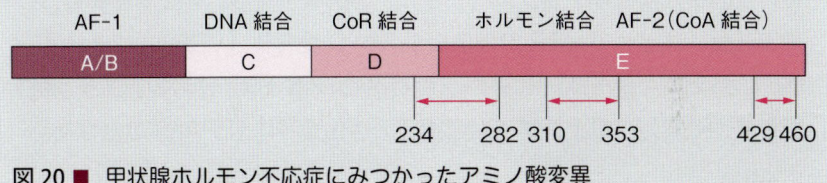

**図20** ■ 甲状腺ホルモン不応症にみつかったアミノ酸変異
CoR: コリプレッサー，CoA: コアクチベーター

### 豆知識　核内受容体

　核内受容体とは，標的遺伝子の上流に直接結合して遺伝子の転写を調節する転写因子型の受容体のこと．核内受容体には，種々のステロイドホルモン受容体やビタミン受容体などがある．核内受容体は構造が似ていることから，1985年に最初の核内受容体がクローニングされて以来，その相同性をもとに核内受容体ファミリーメンバーが続々と発見され，ホルモンの明らかでない受容体もオーファンレセプターとして数多くみいだされている．ステロイドホルモン受容体のグループをタイプI受容体，TR/ビタミン受容体のグループをタイプII受容体と分類する（図21）．タイプI受容体はホルモンがない状態では熱ショック蛋白（HSP）と結合して細胞質に存在しており，ホルモンが受容体に結合するとHSPが解離して受容体は核内に移行し，同じ受容体同士で二量体（ホモダイマー）をつくって標的遺伝子のDNAと結合して転写を調節する．タイプI受容体のホルモ

ンとして，グルコ（糖質）コルチコイド（GR），ミネラル（鉱質）コルチコイド（MR），アンドロゲン（AR），エストロゲン（ER），プロゲステロン（PR）がある．一方，タイプⅡ受容体はホルモンがない状態でも核内に存在し，レチノイドX受容体（RXR）と二量体（ヘテロダイマー）を形成してDNAと結合し，転写共役因子のうちコリプレッサー（抑制型共役因子）と結合して転写を抑制している．ホルモンが結合するとそれまで結合していたコリプレッサー複合体を解離し，コアクチベーター（刺激型共役因子）複合体をリクルートして，標的遺伝子の転写を刺激する．タイプⅡ受容体として，TRの他にビタミンD受容体（VDR），レチノイン酸（ビタミンA誘導体）受容体（RAR），レチノイド（9シスレチノイン酸）受容体（RXR），ペロキシゾーム増殖剤活性化受容体（PPAR）などがある．

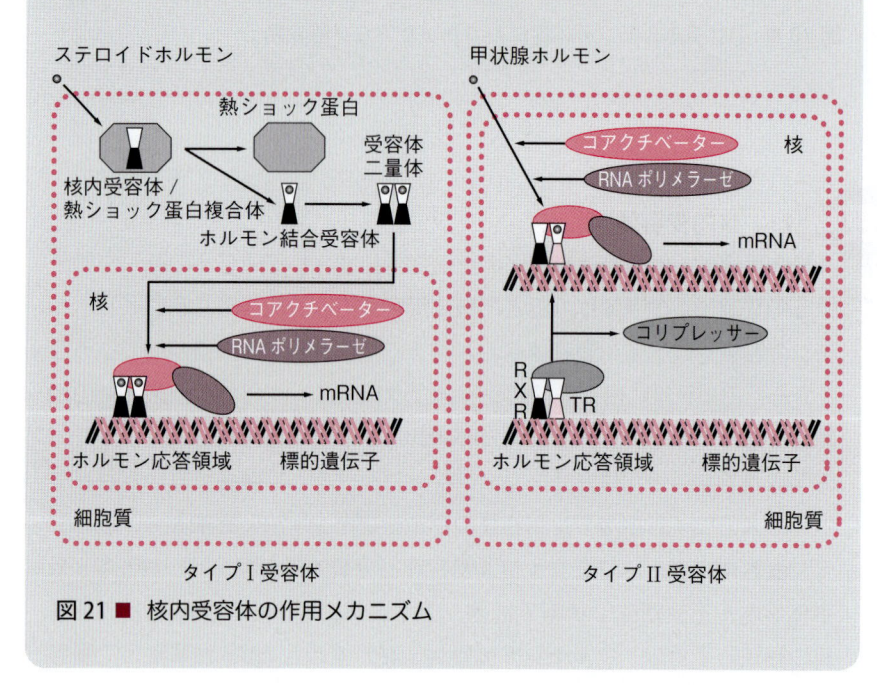

**図21 ■ 核内受容体の作用メカニズム**

> **豆知識　甲状腺ホルモン代謝に関わる遺伝子の異常**
>
> 　最近，甲状腺ホルモン不応状態を引き起こす新たな遺伝子が発見された．ひとつは甲状腺ホルモンの細胞膜移送体である *MCT8* 遺伝子．$T_4$ から $T_3$ への変換が亢進し，高 $T_3$ 低 $T_4$ となる．TSH は正常または上昇．もうひとつは甲状腺ホルモン脱ヨウ素酵素などのセレノプロテインの合成に必要な *SBP2* 遺伝子．$T_4$ から $T_3$ への変換が低下し，低 $T_3$ 高 $T_4$ となる．TSH は正常または上昇する．

> **豆知識　脱ヨウ素酵素**
>
> 　脱ヨウ素酵素は $T_4$ や $T_3$ からヨウ素を取り除く，甲状腺ホルモン代謝酵素．1型，2型，3型がある．1型と2型は主に $T_4$ を $T_3$ に代謝する．3型は $T_4$ を $rT_3$（リバース $T_3$：非活性の甲状腺ホルモン）に代謝する．非甲状腺疾患では，3型が作用して，血中の $rT_3$ が増加し，$T_3$ が減少していわゆる低 $T_3$ 症候群となる．全身のエネルギー代謝を抑制（セーブ）するための生体反応であると考えられている．

## 4　甲状腺中毒症の診断の総括

- $FT_4$ 高値 TSH 低値は甲状腺性の甲状腺機能亢進症か破壊性甲状腺炎
- $FT_4$ 高値 TSH 正常〜高値は下垂体性の甲状腺機能亢進症か甲状腺ホルモン不応症

# Section 3 甲状腺中毒症の治療

## 1 Basedow 病の治療

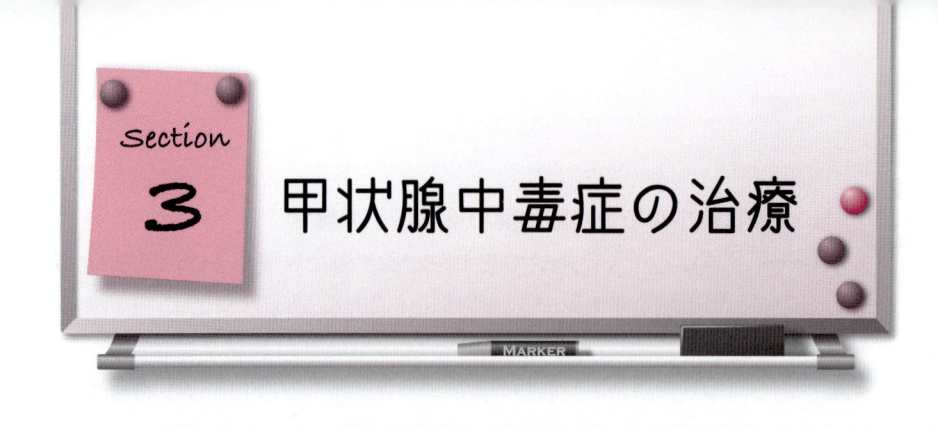

　Basedow 病の治療法として，薬物療法，$^{131}$I 内用療法（アイソトープ治療），手術療法の 3 つの選択肢があります．患者さんには最初にそれぞれのメリットとデメリットを説明します．

　Basedow 病治療の歴史は古く，甲状腺の部分切除は 100 年以上前から，アイソトープ治療は 1941 年から行われており，いずれも効果と安全性が確立された治療法です．これらは腫大した甲状腺のボリュームを減らす目的で行われ，甲状腺機能亢進症は早期に是正できます．しかし，疾患の原因である抗 TSH 受容体抗体は残存するので，全摘しない限り再発の可能性は残ります．したがって，これらの治療では甲状腺機能低下症を目標とする場合が多く，手術後やアイソトープ治療後の甲状腺ホルモン薬の補償が必要になります．

　一方，抗甲状腺薬の原型（チオウレアとチオウラシル）も 1940 年代にみいだされており，現在日本ではチアマゾール（MMI）とプロピオチオウラシル（PTU）が使用できます．英国ではカルビマゾールという薬剤もありますが，MMI のプロドラッグで日本では使えません．これらは甲状腺ペルオキシダーゼによるサイログロブリンのチロシン残基のヨウ素化を特異的に阻害し，甲状腺ホルモンの産生と分泌を抑制することにより，血中の甲状腺ホルモンを徐々に下げていきます．

　以上の手術，アイソトープ治療，抗甲状腺薬治療の 3 つの方法から，それぞれの長所と短所を考慮し，ケース毎に治療法を選択します．抗 TSH 受容体抗体価の低下は抗甲状腺薬の特異的作用ではなく，手術後でも同様にみられます

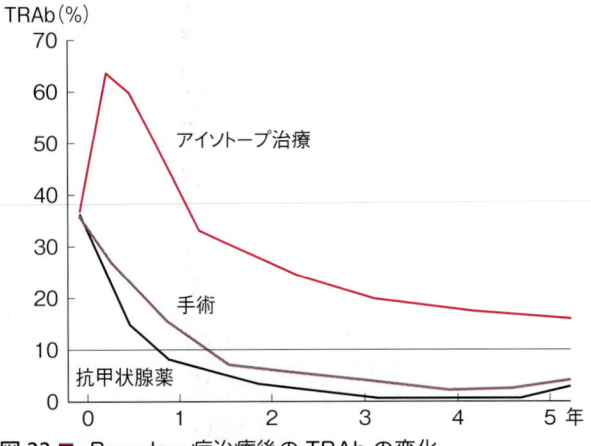

**図22** ■ Basedow病治療後のTRAbの変化
(Laurberg P, et al. Eur J Endocrinol. 2008; 158: 69を改変)

(図22). すなわち, 甲状腺機能を正常に保てば, 自己免疫反応も低下してくるのです. ただし, アイソトープ治療後は一度上昇してから低下します. 破壊による抗原暴露のためといわれています. このためアイソトープ治療後に眼症が悪化することがあります.

**ポイント** ▶ Basedow病治療の選択肢は3つ

### 豆知識　Basedow病の3大治療法の長所と短所

|  | 長所 | 短所 |
| --- | --- | --- |
| 抗甲状腺薬治療 | ・外来で治療を開始できる.<br>・ほとんどすべてのケースに施行できる.<br>・不可逆的な甲状腺機能低下症に陥ることがほとんどない. | ・寛解率が低い.<br>・寛解に至るまでの治療期間が長い.<br>・服薬中止や予後を判断する確かな指標がない.<br>・副作用が多い. |
| アイソトープ治療 | ・安全で確実性が高い.<br>・法律上は500MBq(13.5 mCi)までなら外来治療が可能. | ・治療を受けた多くのケースは, 将来甲状腺機能低下症になる可能性がある. |

| アイソトープ治療 |  | ・治療後に甲状腺眼症が発症または増悪する例がある.<br>・妊婦,授乳婦には行えない. |
|---|---|---|
| 手術治療 | ・早くて確実性が高い. | ・入院,麻酔,手術瘢痕は避けられない.<br>・頻度は低いが反回神経麻痺や副甲状腺機能低下症が生じる可能性がある.<br>・熟練した甲状腺外科専門医によってなされなければならない. |

　抗甲状腺薬で重大な副作用が出たときやMMI,PTUともに副作用で使用できないときは,他の治療法を選択します.手術の適応は,甲状腺癌などの腫瘍を合併している場合,妊娠中に副作用などのため抗甲状腺薬が使えなくなった場合です.早期の寛解を希望する場合,甲状腺腫が大きい場合,服薬コンプライアンスが悪い場合も相対的に適応となります.アイソトープ治療の相対的適応は,手術後にBasedow病が再発したとき,甲状腺機能亢進症を確実に治したいとき,甲状腺腫を小さくしたいとき,心臓病や肝臓病などの慢性疾患をもっているときです.逆に,18歳以下,重症のBasedow眼症のアイソトープ治療は原則禁忌です.薬物治療を開始して2年以上経過しても休薬,寛解のめどが立たないような場合には,今後の治療方法につき改めてインフォームドコンセントを行います.生涯に及ぶ薬物治療は,手術費用を上回ると計算されています.

**ポイント ▶ 治療法の選択**

- 抗甲状腺薬により甲状腺ホルモンの産生と分泌を抑制するか,放射性ヨウ素や手術で甲状腺の容量を減少させる方法がある.
- 薬物治療の長所は,外来で治療を開始できること,ほとんどすべてのケースに施行できること,不可逆的な甲状腺機能低下症に陥ることがほ

とんどないことである．短所は，寛解率が低いこと，寛解に至るまでの治療期間が長いこと，服薬中止や予後を判断する確かな指標がないこと，副作用が多いことである．薬物治療開始後2年以上経過しても休薬，寛解のめどが立たないような場合には，他の治療法に切りかえることを考える．

- 放射性ヨウ素による治療の長所は，安全であること，甲状腺機能亢進症を確実に治すことができることである．短所は，多くのケースが将来甲状腺機能低下症になる可能性があること，甲状腺眼症が発症または増悪する例があることである．禁忌は，妊婦，妊娠している可能性がある女性，近い将来（半年以内に）妊娠する可能性がある女性，授乳婦である．
- 手術による治療の長所は，早くて確実性が高いことである．短所は，入院，麻酔，手術瘢痕は避けられないこと，頻度は低いが反回神経麻痺や副甲状腺機能低下症が生じる可能性があることである．

## 1）薬物療法

　薬物療法にはチアマゾール（MMI）（メルカゾール®）かプロピオチオウラシル（PTU）（チウラジール®，プロパジール®）が用いられますが，いずれも副作用の多い薬剤であるため，使用にあたってはその特性を熟知しておく必要があります．日本甲状腺学会では，「Basedow病薬物治療のガイドライン2006」，その改訂版として「Basedow病治療ガイドライン2011」を発行しています．本書ではそのガイドラインに準拠しながら，今後の課題についても解説していきます．

**ポイント ▶ 抗甲状腺薬は MMI と PTU だけ**

> **豆知識**　**抗甲状腺薬**
>
> 　抗甲状腺薬の発見は偶然であった．動物の嗜好に関する研究中に Richter と Clisby はフェニルチオカルバミドがラットで甲状腺腫を引き起こすことをみいだした．また，同じ頃，腸管細菌の研究中に MacKenzie らはスルファグアニジンでモルモットが甲状腺腫になることを発見した．その後，Astwood らはこれが甲状腺ホルモン合成阻害による TSH の上昇が原因であることをつきとめ，数多くのゴイトロゲン（ゴイターを引き起こす物質）をスクリーニングして，現在の抗甲状腺薬の原型となるチオウレアとチオウラシルを見つけた．

## 2）抗甲状腺薬の選択

　Basedow 病の内服薬治療においては治療効果，副作用，コンプライアンスのすべての点で，妊娠 4 〜 7 週を除き，MMI を第一選択薬とすることが推奨されています．すなわち，

①最終的な治療効果は MMI と PTU の間に明確な差はないが，MMI の方が PTU より早く甲状腺ホルモンを正常化できる，

②副作用の発現頻度は，MMI では投与量に関連するが，PTU では投与量と関係せず，したがって，MMI 5 〜 15mg/ 日の少量投与は MMI 30mg/ 日や PTU より安全である，

③ MMI は 1 日に 1 回の投与で有効であるが PTU は分割投与が必要である，

ということが根拠です．MMI と PTU の薬価はわが国では同じです．

**ポイント** ▶ 効果と副作用の観点から MMI が第一選択薬

## 3）抗甲状腺薬の初期投与量

　抗甲状腺薬は一般の薬剤とは異なり，最初多めに使って，徐々に量を減らしていきます．副腎皮質（ステロイド）ホルモン薬の使い方に似ています．甲状腺機能亢進症が軽度から中等度の場合（たとえば治療開始前の FT$_4$ 値が 7 ng/dL 未

満）には，MMI を 1 日 15mg 分 1 で開始します．このようなケースでは，MMI 15mg/日でも 30mg/日とほとんど同等の効果が期待できて副作用の危険性は 30mg より低いからです．甲状腺機能亢進症が重度の場合（たとえば治療開始前の FT$_4$ 値が 7 ng/dL 以上）では，MMI を 1 日 30mg で開始します．この方が 15mg/日より甲状腺機能亢進を早く正常化できるからです．甲状腺学会の調査では，FT$_4$ が 5ng/mL 以下の場合，いずれのレシピでも 1 カ月で 60％，2 カ月で 85％以上が機能正常となりました．7 ng/mL 以上の場合には，2 カ月での正常化率は，MMI 30mg/日で約 70％，MMI 15mg/日や PTU で約 30％でした．

**ポイント ▶ 標準的には MMI 3 錠/日で開始**

## 4）抗甲状腺薬の投与方法

　副作用は治療を始めて 3 カ月以内に出ることが多いので，治療開始後少なくとも 3 カ月間は副作用のチェックのために原則として 2 〜 3 週毎に診察します．血中 FT$_4$，FT$_3$ が正常化したら，抗甲状腺薬を減量し，以後甲状腺機能を正常に維持しつつ投薬量を漸減していきます．このとき，TSH 抑制の解除は遅れがちであることに注意します．つまり，FT$_4$ や FT$_3$ が正常化しても TSH の抑制は続きます．むしろ，FT$_4$ や FT$_3$ が低下するほどになってやっと TSH は測れるようになってきますので，TSH は感度以下のままで減量を始めます．具体的な減量方法の一例を示します．

**ポイント ▶ MMI の減量方法（一例）**

Visit 1：MMI 3 錠分 1 食後で開始
Visit 2 以降：FT$_4$ と FT$_3$ の両方が正常化したら MMI 2 錠分 1 食後に減量
さらに次の visit で，
①悪化していたら MMI を 3 錠に戻す．次に正常化したときは 2 錠 / 3 錠の隔日投与に減量する．

②横ばいまたは悪化が軽度なら MMI 2 錠を継続.
③さらに低下していたら MMI 1 錠に減量する.

というような具合です（図 23）．治療中に $FT_4$ が低値になったのに，$FT_3$ が依然として高値の場合があります．このとき TSH は感度以下です．すなわち，甲状腺機能としては亢進状態です．$FT_3$ が高値なので MMI は減量できません．低い $FT_4$ をどうするかですが，このままでのいいのかもしれませんが，著者は両方正常をめざして MMI は減らさずに甲状腺ホルモン薬を併用しています．これでどちらも正常が維持できます．これはむやみに大量の MMI と甲状腺ホルモン薬を併用するいわゆる block & replace 療法とは違います．本療法の効能は否定されており，ガイドラインでも行わないように書かれています．

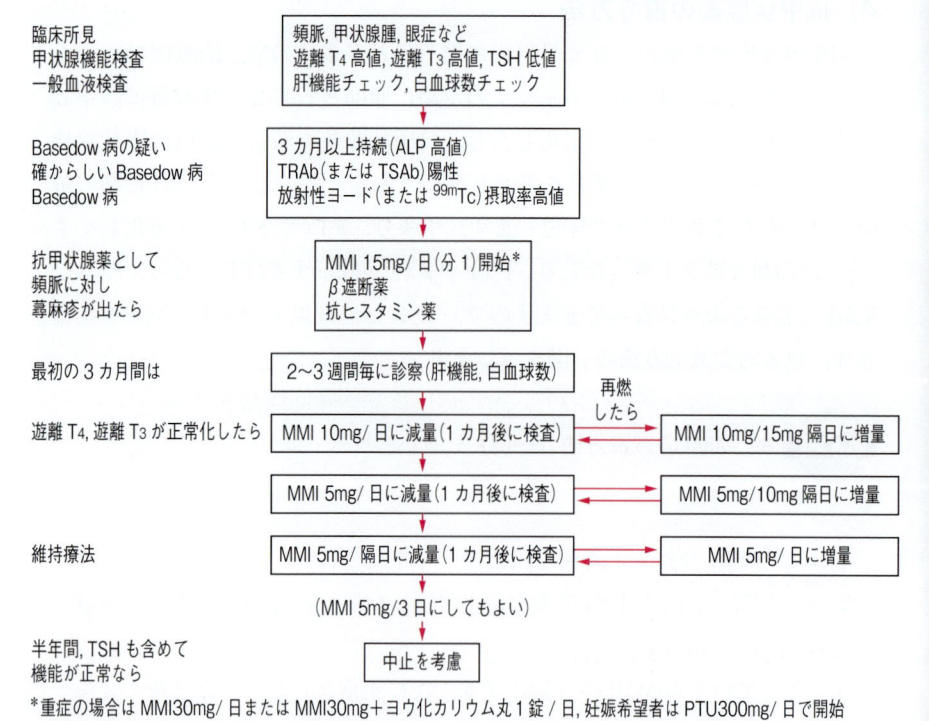

| 臨床所見<br>甲状腺機能検査<br>一般血液検査 | 頻脈，甲状腺腫，眼症など<br>遊離 $T_4$ 高値，遊離 $T_3$ 高値，TSH 低値<br>肝機能チェック，白血球数チェック |
|---|---|
| Basedow 病の疑い<br>確からしい Basedow 病<br>Basedow 病 | 3 カ月以上持続（ALP 高値）<br>TRAb（または TSAb）陽性<br>放射性ヨード（または $^{99m}Tc$）摂取率高値 |
| 抗甲状腺薬として<br>頻脈に対し<br>蕁麻疹が出たら | MMI 15mg/ 日（分 1）開始*<br>β 遮断薬<br>抗ヒスタミン薬 |
| 最初の 3 カ月間は | 2〜3 週間毎に診察（肝機能，白血球数） |
| 遊離 $T_4$，遊離 $T_3$ が正常化したら | MMI 10mg/ 日に減量（1 カ月後に検査） → 再燃したら → MMI 10mg/15mg 隔日に増量 |
| | MMI 5mg/ 日に減量（1 カ月後に検査） → MMI 5mg/10mg 隔日に増量 |
| 維持療法 | MMI 5mg/ 隔日に減量（1 カ月後に検査） → MMI 5mg/ 日に増量 |
| | （MMI 5mg/3 日にしてもよい） |
| 半年間，TSH も含めて機能が正常なら | 中止を考慮 |

*重症の場合は MMI30mg/ 日または MMI30mg＋ヨウ化カリウム丸 1 錠 / 日，妊娠希望者は PTU300mg/ 日で開始

**図 23 ■ バセドウ病薬物治療のフローチャート（一例）**

**ポイント** ▶ block & replace 療法に恩恵なし

## 5）抗甲状腺薬の投与期間（中止の目安）

　ガイドラインでは抗甲状腺薬の最少量（隔日に1錠）で6カ月間以上，TSH値を含めて甲状腺機能が正常に保たれていれば中止を検討するとあります．著者は個人的にはMMIなら3日に1錠（PTUなら2日に1錠）を最少量としています．その理由は隔日に1錠ではコントロールされているのに3日に1錠にすると悪化する症例をよく経験するからです．逆に3日に1錠にしても悪化しない場合は中止がうまくいくことが多いように思います．結局，3日に1錠というのは中止と同じことなのかもしれませんが，3日に1錠からゼロにすると悪くなることがあるので，そうともいいきれないと感じています．ただ，中止後，一過性の甲状腺機能亢進症になる症例があるという論文が最近発表されました．きちっとしたデータはもち合わせませんが，個人的には，中止してTSHが下がるような人を我慢して経過観察していると，結局再燃してくることが多いように思います．

　抗TSH受容体抗体が陰性であれば陽性の場合に比較して寛解している可能性が高いというのはリーズナブルですが，陽性でも寛解している人もいるのでやっかいです．TRAbは必ずしも甲状腺刺激活性を反映していないためですが，かといってTSAbが必ず陰性であるというわけでもありません．

　ガイドラインでは，抗甲状腺薬を1.5〜2年間続けた時点で抗甲状腺薬治療中止を検討する段階に至らないものについては，抗甲状腺薬を続けるのか，それとも他の治療法に切りかえるのか患者さんにインフォームドコンセントを行うとあります．

**ポイント** ▶ 薬物治療は2年が目安

## 6）抗甲状腺薬治療の予後

　抗甲状腺薬治療で寛解しやすいのは，甲状腺機能亢進の程度が軽く，甲状腺腫が小さいケースです．逆に，甲状腺機能亢進が強く甲状腺腫が大きいものは

寛解しにくいです．また抗甲状腺薬により甲状腺機能が正常にコントロールされていても，血清 $T_3/T_4$ 比が高値を持続するものや，抗 TSH 受容体抗体価が経過中に低下してこないか，あるいは変動するものは寛解しにくいです．年齢との関係では，若年者のほうが寛解しにくい傾向にあります．喫煙，精神的ストレスは予後を悪くさせる因子と考えられています．抗甲状腺薬の最少量（隔日に1錠）で6カ月間以上，TSH 値を含めて甲状腺機能が正常に保たれた状態で中止した場合の寛解率は80％です．抗 TSH 受容体抗体に関して言えば，中止時に陰性でも約3割は再発し，逆に陽性でも約3割が寛解します．

**ポイント ▶ 大きな甲状腺腫，$T_3$ 高値，抗 TSH 受容体抗体高値は治りにくい**

## 7）抗甲状腺薬の副作用

抗甲状腺薬の副作用には，軽度なものと重大なものがありますが，ほとんどの副作用は服用開始3カ月以内に起こります．抗甲状腺薬を使用する際にはこの薬の副作用について必ず説明します．それぞれの副作用について熟知し，適切な対応ができるようになることが必要です．

**ポイント ▶ 副作用チェックのため最初の3カ月間は2週間毎に受診**

### ●軽度の副作用

皮疹（蕁麻疹）は頻度が最も多い副作用で5％くらいにみられます．抗ヒスタミン薬で改善しないときは，もう一方の抗甲状腺薬に変更します．蕁麻疹がひどい場合には副腎皮質（ステロイド）ホルモン薬を使います．未治療のBasedow 病では軽度の肝機能異常がみられることもあるので，必ず抗甲状腺薬投与前に肝機能（AST，ALT，$\gamma$-GTP，総ビリルビンなど）をチェックしておきます．治療前の黄疸は甲状腺クリーゼを示唆するので注意が必要です．治療後に肝機能の悪化を認めたら慎重に経過をみますが，一過性の肝障害は甲状腺機能の改善時にもみられるからです．ガイドラインでは ALT が正常上限の3倍以上に悪化する場合はウイルス性肝炎など別の肝障害との鑑別をするとともに抗甲状腺薬を中止し，他の治療を行うとなっています．筋肉痛，関節痛，

発熱などの症状が出現した場合はもう一方の抗甲状腺薬に変更しますが，重大な副作用の初期症状の可能性もあるので，薬剤以外の治療が望ましい場合もあります．

> **ポイント** ▶ 痒疹には抗ヒスタミン薬を併用

● 重大な副作用

　まず，無顆粒球症（好中球数＜ 500/mm$^3$）があげられます．頻度は 0.1 〜 0.5％（1,000 人〜 200 人に 1 人）です．Basedow 病では白血球数 4,000/mm$^3$ 未満の症例が 10％にみられるので，必ず，抗甲状腺薬投与前に白血球数と好中球数をチェックしておきます．無症状でみつかる無顆粒球症もあるので，治療開始後少なくとも 3 カ月間は 2 週間おきに白血球数と好中球数を調べます．ただし，突然発症することがあるので，患者さんにも，発熱などの症状があれば医療機関を受診して白血球を調べてもらうようにいっておきます．無顆粒球症と診断したら，直ちに抗甲状腺薬を中止し無機ヨウ素に変更します．白血球数が戻ったら薬物以外の治療を行います．交差反応があるので，もう一方の抗甲状腺薬も使用すべきではありません．発熱などの感染症状があれば，感染症に対する強力な治療が必要になります．重症肝障害の頻度は 0.1 〜 0.2％で，PTU の方が起こしやすいといわれています．最近，MMI ではじめての死亡例が報告されました．直ちに抗甲状腺薬を中止し無機ヨウ素に変更します．肝機能が落ち着いたら手術かアイソトープ治療を行います．多発性関節炎の頻度は 1 〜 2％です．検査所見に特徴的なものはなく，症状が決め手となります．抗甲状腺薬中止によりたいていは 4 週間以内に症状が消失します．非ステロイド系消炎鎮痛薬（NSAID）を投与します．副腎皮質（ステロイド）ホルモン薬も使用されますが症状の改善が早まるというエビデンスはありません．ANCA 関連血管炎症候群の頻度は 0.01％とまれです．他の副作用と異なり，服用開始後 1 年以上で起こります．PTU に起こりやすいので，PTU を 1 年以上投与している例では特に注意が必要です．PTU の長期投与例における MPO-ANCA の陽性頻度は 4 〜 40％と報告されていますが，抗体陽性だけでは治療の対象になりません．発熱，関節痛，筋肉痛，かぜ症状などの出現に注意しま

す．検尿，CRP，クレアチニン，MPO-ANCA を測定します．症状の出現が疑われたら，直ちに抗甲状腺薬を中止して無機ヨウ素に変更後，手術かアイソトープ治療を行います．急性進行性糸球体腎炎（RPGN）になって急速に腎不全に陥ることがあります．その他の副作用として，再生不良性貧血，インスリン自己免疫症候群（MMI のみ）が報告されています．また，HTLV-1 陽性の Basedow 病に MMI を投与して HAU（HTLV-1 関連ブドウ膜炎）になったとの報告があります．いずれの重大な副作用でも直ちに抗甲状腺薬を中止し，専門医に相談します．

**ポイント ▶ 発熱したら医療機関を受診して白血球数の検査を受けるよう説明**

### 豆知識　ANCA 関連血管炎

ANCA（抗好中球細胞質抗体）は主として好中球細胞質のアズール顆粒中の抗原を認識する自己抗体．対応抗原としてプロテイナーゼ 3（PR3）およびミエロペルオキシダーゼ（MPO）がある．ANCA 関連血管炎は顕微鏡的多発血管炎（MPO），Wegener 肉芽腫症（肉芽腫性多発血管炎，PR3），アレルギー性肉芽腫性血管炎（MPO）の 3 疾患の総称である．

### 8）無機ヨウ素

ヨウ素は甲状腺ホルモンの原料として必須の成分です．ヨウ素が欠乏すると甲状腺機能低下症になります．しかし，逆に，大量の無機ヨウ素をヒトや動物に投与しても甲状腺機能は抑制されます．これを Wolff-Chaikoff 効果といいます．この特徴を生かして，大量の無機ヨウ素を Basedow 病治療薬として用います．エスケープ現象（効かなくなること）があるので短期決戦が基本的な用い方です．具体的には，Basedow 病術前処置や甲状腺クリーゼの治療として用います．Basedow 病の手術前 1〜2 週間使うことによって，手術までに甲状腺機能を抑制するという目的の他に，甲状腺内の血流を低下させて，手術時の出血量を抑えるという効果があります．血流量に対する効果はドプラエ

コーで確認できます．ヨウ化カリウム製剤の甲状腺に対する作用として，血管分布の減少，腺組織の固化，個々の細胞の縮小効果などがあげられています．甲状腺クリーゼでは，とにかく早く甲状腺機能を抑制することが目的です．どちらの場合も抗甲状腺薬と併用します．エスケープが起こってくるまでの勝負になります．一方，副作用のため抗甲状腺薬が使用できないケースでアイソトープ治療を行った場合，その後の甲状腺機能コントロールのために無機ヨウ素を単独で使います．この場合は特にエスケープが気になります．通常の抗甲状腺薬が使えないのですから……．しかし，橋本病や Basedow 病では，Wolff-Chaikoff 効果は強く現れ，エスケープも起こりにくいことがわかっています．つまり意外に長期間使用できることがあります．それでも再燃してきたら，再度アイソトープ治療をすることになります．ただし，アイソトープ治療前にはヨウ素制限が必要ですので，その前にしっかり甲状腺機能を下げておく必要があります．

**ポイント ▶ 無機ヨウ素は短期決戦用**

### 豆知識　Wolff-Chaikoff 効果

無機ヨウ素が過剰になると，ヨウ素の有機化（ヨウ素が炭素と結合すること）が抑制される．甲状腺ホルモンの合成や分泌も抑制される．その結果，血中の甲状腺ホルモンは速やかに低下する．効果は投与後 24 時間以内に現れる．しかし，この効果はあまり長続きしない．正常の甲状腺では，通常 10 日以内に効かなくなる．これをエスケープ現象とよぶ．

ヨウ素薬（ヨウ化カリウム丸®または内用ルゴール®液）をヨウ素換算で 40〜80mg 程度（ヨウ化カリウム丸® 1 丸中には 38.5mg のヨウ素を含有するので 1〜2 丸/日）を投与します．無機ヨウ素治療を行う場合は，エスケープ現象が起こりうることを常に念頭におきますが，軽症の Basedow 病ではエスケープなくコントロールできることがあります．抗甲状腺薬が登場する以前の時代には，Basedow 病の薬物治療はもっぱら無機ヨウ素薬でした．最近また無機ヨ

ウ素薬が見直されてきています．Basedow 病での初期治療として，MMI 6 錠/日より MMI 3 錠＋ヨウ化カリウム 1 丸/日のほうが早期の改善に有効であるとの報告がなされています．副作用としてはまれに皮疹が出ることがあります．ヨウ素アレルギーや高カリウム血症がなく，エスケープしなければ，抗甲状腺薬よりよほど安全な薬かもしれません．しかし，長期の使用で Basedow 病が難治性になる懸念も拭いきれておらず，ガイドラインではまだ安易な使用は控えるよう勧告しています．特に使用が長期間になる場合は症例を選んで使う必要がありそうです．たとえば寛解 Basedow 病の方が妊娠して，Basedow 病の再燃か妊娠一過性甲状腺機能亢進症か紛らわしい場合があります．こんなときにとりあえず無機ヨウ素薬を使うことがありますが，妊婦ですので，低下症にならないよう特に慎重な管理が必要です．また，抗甲状腺薬同様，破壊性甲状腺炎には無効です．

> **ポイント** ▶ ハサミと無機ヨウ素は使いよう

## 9）β遮断薬

　Basedow 病に代表される甲状腺中毒症では，甲状腺ホルモンの作用で，心拍出量は増大し，収縮期血圧は上昇します．これら頻脈や脈圧の増大を伴う収縮期高血圧に対してβ遮断薬を使います．β遮断薬はいうまでもなくアドレナリンβ受容体の阻害薬です．甲状腺中毒症でカテコラミン濃度が上昇しているわけではなく，β受容体が増えていることもありませんし，交感神経系が特に過活動状態にあるわけでもありません．また，β遮断薬がカテコラミンに対する感受性を落とすこともありません．したがって，その本来の使用目的は頻脈と高血圧の是正です．そうはいっても，不安，振戦，熱不耐性など他のアドレナリン刺激様症状の緩和効果も期待して使用されています．禁忌がなければ積極的に使用してよいでしょう．抗甲状腺薬，無機ヨウ素，あるいは放射性ヨウ素に併用して使用します．また，副作用のため抗甲状腺薬が使用できない場合の術前治療に使います．プロプラノロールの禁忌は，気管支喘息，糖尿病ケトアシドーシス，高度の徐脈（50/分以下），高度房室ブロック，洞不全症候群，心原性ショック，肺高血圧による右心不全，うっ血性心不全，低血圧症，重症

の末梢循環障害（壊疽など），未治療の褐色細胞腫などです．しかし，甲状腺機能亢進症における心不全は心拍数依存性であるため，β遮断薬によるレートコントロールは左室機能を改善します．アテノロールやメトプロロールのようなβ₁選択的遮断薬であれば気管支喘息は慎重投与となり禁忌から外れます．妊婦では流産，胎児の発育不全，分娩の遷延を誘発する恐れがあるため推奨されませんが，どうしてもという場合はアテノロールとプロプラノロールは使用可能です．授乳中に必要な場合は，プロプラノロールが推奨されています．プロプラノロールの方がアテノロールより乳汁分泌量が少ないことが確認されています．

**ポイント** ▶ β遮断薬は症状緩和に有効

**豆知識　妊娠中，授乳中に使用できるβ遮断薬**
- 妊娠中：アテノロール（テノーミン®）は「有益のみ」，プロプラノロール（インデラル®）は「緊急のみ」，その他のβ遮断薬は「禁忌」．
- 授乳中：プロプラノロール（インデラル®）は「有益のみ」（添付文書上は禁授乳），アテノロール（テノーミン®）とアセプトロール（アセタノール®）は「回避」．

## 2　放射性ヨウ素による治療

　アイソトープ治療は約60年の歴史がある安全な治療法で，甲状腺機能亢進症を確実に治すことができます．法律上は500MBq（13.5mCi）までなら外来治療が可能です．アイソトープ治療後，将来甲状腺機能低下症になる可能性がある（10年以内に半数以上が機能低下症になる）こと，甲状腺眼症が発症または増悪する例があることが短所になります．アイソトープ治療により白血病や甲状腺癌が増加するというエビデンスはありません．アイソトープ治療の適

応は，抗甲状腺薬で副作用が出たときで，手術治療を希望しない場合です．また，抗甲状腺薬で寛解に入らず，薬物治療の継続を希望しないときや，手術後にBasedow病が再発したとき，甲状腺機能亢進症を確実に治したいときや甲状腺腫を小さくしたいとき，心臓病や肝臓病などの慢性疾患をもっているときも適応になります．禁忌は妊婦，妊娠している可能性がある女性，半年以内に妊娠する可能性がある女性と授乳婦です．18歳以下の若年者(安全性が未確立)や重症の眼症は相対的禁忌になります．

治療法は放射性ヨウ素カプセルを1回服用するだけですが，前後各1～2週間のヨウ素制限が必要です．治療後4カ月間は少なくとも月に1度の機能検査を行います．この間，放射性同位元素内用療法管理加料（1,390点）が算定できます（2012年4月現在）．1年以上経過すれば，半年～1年に1度の検査でフォローします．眼症のフォローも必要です．

**ポイント ▶ アイソトープ治療は意外と簡単で安全**

### 豆知識　アイソトープ投与量の決め方

まず，治療目標を設定する．甲状腺機能低下症をめざすのか正常化をめざすのか．換言すれば，確実に甲状腺機能亢進症から脱したいのか，1回の治療で治らなくてもよいから低下症は避けたいのか（ただし，晩発性甲状腺機能低下症になる可能性はある）．

**Quimbyの式**

吸収線量（Gy）＝ 135 ×投与量（MBq）× 24時間摂取率（％）×有効半減期（5.5～5.9日)/(3.7×甲状腺重量（g）× 800）

∴投与量(mCi)＝ 0.1 ×吸収線量（Gy）×甲状腺重量(g)/24時間摂取率(％)

を用いて，正常化をめざす場合は吸収線量が60～80Gyになるように適

正投与量を算出する．甲状腺腫が大きい場合，甲状腺機能低下を目的とする場合には100～120Gyの吸収線量を設定する．大体，5～15mCi（185～555MBq）の投与量になる．たとえば，吸収線量100Gy，推定（エコーやシンチで体積を計算する）甲状腺重量50g，24時間摂取率が80％の場合，0.1×100×50/80＝6.25mCiとなる．

### 豆知識　エコーによる甲状腺体積の求めかた

甲状腺体積＝右葉＋左葉＋峡部（両葉の5％）
　　　　　＝π/6×（右葉：横径×縦径×厚み＋左葉：横径×縦径×厚み）
　　　　　　×1.05

### 豆知識　シンチによる甲状腺体積の求めかた

甲状腺体積＝Y×（0.4－Y/1,600）
　　＊Y＝（右葉＋左葉）の面積×（右葉縦径＋左葉縦径）/2

### 豆知識　放射線と癌

- 広島と長崎の原爆では100ミリシーベルト以上の**外部被曝**で0.5％白血病が増えた．固形癌は100ミリシーベルト以上の被曝で5％，200ミリシーベルト以上で10％，1,000ミリシーベルト以上で50％増えた．
- チェルノブイリ原発事故における調査では，10歳以下の小児においてのみ，放射性ヨウ素（放出量176万テラベクレル）の**内部被曝**による甲状腺癌の増加が認められた．チェルノブイリ事故で放射性セシウム（放出量8.5万テラベクレル）については何ら疾患の増加は認め

られていない．テラは1兆倍のこと．事故処理の除染作業者の累積平均被曝線量は100ミリシーベルトであった．
- 福島の原発事故ではヨウ素131の甲状腺への取り込みを防ぐために40歳未満を対象に安定ヨウ素薬が配布された（これは医師の処方ではなく県知事による行政処置である）．福島の原発事故で放出された放射性物質はヨウ素131が15万テラベクレル（チェルノブイリの1/10以下），放射性セシウムは1.2万テラベクレルと発表されている．
- 一方，Basedow病のアイソトープ治療に用いられる内部照射線量は桁違いに多い（約120シーベルト＝12万ミリシーベルト）が，これまでに甲状腺やその他の癌の増加は認められていない．その理由は不明である．

## 3 手術による治療

　手術による治療は早くて確実性が高いですが，手術に伴う入院，麻酔，手術瘢痕は避けられません．また，まれですが反回神経麻痺や副甲状腺機能低下症が生じる可能性があるので，熟練した甲状腺外科専門医によって行われるべきでしょう．手術の適応は，甲状腺癌などの腫瘍を合併した方と妊娠中に副作用などのため抗甲状腺薬が使えなくなった方です．早期の寛解を希望する方や甲状腺腫が大きい方，服薬コンプライアンスが悪い方は相対的適応です．甲状腺機能低下症や副甲状腺機能低下症が生じる可能性があり，定期的な経過観察が必要です．また，亜全摘術では再発がありえます．甲状腺の残置量により術後の甲状腺機能は異なります．2000年のメタアナリシス（7,241例）によると，亜全摘術を受けたもののうち，60％が正常，26％が低下，8％は機能亢進が持続または再発しています．永続性の反回神経麻痺は全摘術で0.9％，亜全摘術で0.7％（有意差なし），永続性の副甲状腺機能低下症は全摘術で1.6％，亜全摘術で1.0％（有意差なし）でした．術後再発では薬物療法かアイソトープ治

療が選択されます．再発を減らす目的で，残置量を減らし，甲状腺機能低下症を狙った超亜全摘術が行われています．

> **ポイント** ▶ 手術の主流は超亜全摘

## 4 生活制限

　甲状腺を全摘しない限り，Basedow 病の再発はありえます．ストレスや過労が誘因になります．どんな疾患にもいえることですが，医師の仕事は病気の治療をするというよりは病気が治癒するのを手助けするということだと著者は思っています．つまり，薬物療法にしろ，アイソトープ治療や甲状腺亜全摘術にしろ，再発防止には患者さんの理解と協力が不可欠です．とはいっても，過度の生活制限は QOL を損ないます．QOL を維持しながら，甲状腺中毒症期では，代謝が亢進しているため安静を心がけます．要は，「甲状腺クリーゼの誘因（後述）になるようなことはできるだけ避ける」ということでしょうか．喫煙は眼症を悪化させますので，禁煙指導をします．

> **ポイント** ▶ Basedow 病の生活指導

- 規則的な生活を行い，睡眠を充分にとる．
- 甲状腺中毒症期は激しい運動を制限する．
- 甲状腺中毒症期は手術，抜歯，侵襲を伴う検査を避ける．
- ストレスを避ける，またはうまく処理する．
- 未治療，治療中，寛解中にかかわらず禁煙を指導する．
- 日常のヨウ素摂取は特に制限する必要はない．

## 5 特殊な Basedow 病の治療

### 1) 小児の Basedow 病の治療

　小児 Basedow 病の特徴は，薬物治療での寛解率が 30％前後と低く，しかも 3〜6 年かかるといわれています．最近，小児で PTU による重症肝障害による死亡例や肝移植例の報告がなされ，小児では極力 PTU を避けるよう勧告されました．このため，小児 Basedow 病は原則として専門医に紹介しますが，治療の要点は，初期治療は薬物療法を原則とし，抗甲状腺薬としては MMI を第一選択薬，投与量は 0.5〜1.0mg/kg/日（分 1〜2）で，原則として成人量を超えないということです．巨大甲状腺腫，MMI の副作用，再発，腫瘍合併などの場合は，手術療法（甲状腺亜全摘術）を選択します．アイソトープ治療は米国では小児に対してもよく行われますが，日本では経験が少なく，慎重に検討することになっています．

**ポイント ▶ 小児 Basedow 病の治療はまず MMI で**

### 2) 高齢者の Basedow 病の治療

　まず，症状が典型的でなく，はっきりした症状に乏しい場合も多いので，診断までに遠回りをする場合があります．若年者と比較すると，甲状腺腫は小さく，眼症状に乏しく，動悸や振戦などの症状の発現頻度も多くありません．逆に，食欲不振や体重減少，不整脈や心房細動などの頻度が高く，消化器疾患（癌）や循環器疾患として診療されている場合が少なくありません．心不全になりやすいので，甲状腺機能亢進症の治療と並行して適切な全身管理が必要になります．高齢者の心房細動は除細動しにくく，抗凝固薬の継続が必要になります．再燃，再発を極力避けたいのと，麻酔・手術のリスクを考えると，アイソトープ治療を選択することが多くなります．

**ポイント ▶ 高齢者 Basedow 病では循環器管理も重要**

## 3）Basedow 病妊婦の治療

　Basedow 病は妊娠適齢期の女性に多いので，妊娠・出産について特に考慮が必要です．Basedow 病妊産婦の治療には豊富な知識と経験が要求されますので，専門医に紹介すべきですが，非専門医や患者さんに誤解のある場合がありますので，少し説明しておきます．まず，挙児希望の患者さんには，きちんと Basedow 病が管理されていれば，安全に妊娠・出産が可能であることをお話しします．甲状腺機能がコントロールされていることが理想ですが，多少の変動は問題ありません．機能亢進症で希少月経になると書きましたが，実際には結構な機能亢進状態でも妊娠されてきたりします．確かなことは甲状腺機能亢進症を放置すると流産・早産・死産や妊娠高血圧症候群，低出生体重の頻度が上昇するということです．抗甲状腺薬で治療したほうが，薬の副作用を怖がって放置するよりもよほど安全であることを理解してもらいます．抗 TSH 受容体抗体は胎盤を通過するので，胎児も甲状腺機能亢進症になります．この点，抗甲状腺薬も胎盤を通過するので，母体の治療は胎児の治療にもなります．MMI と PTU の胎盤通過性に差はありません．

　ただ，MMI では頻度は一般の発生率と有意ではないものの，後鼻孔閉鎖症，食道閉鎖症，気管食道瘻，食道狭窄，臍腸管瘻，頭皮欠損症などの胎児奇形の報告が少数ですがなされています．したがって，ガイドラインでは，妊娠 4 ～ 7 週の器官形成期に限って PTU の使用をすすめています．妊娠が判明した時点で器官形成期が過ぎてしまっている可能性があることから，2006 年版では妊娠予定者も PTU に切り替えておくことが推奨されていました．しかし，その後，PTU の重症肝障害による死亡例が報告され，小児では原則として PTU を使わないという勧告がなされたこともあって，2011 年版では MMI にするか PTU にするかは患者さんとよく相談して決めるのがよいとなりました．MMI の催奇形性が否定されたわけではありませんが，MMI でうまくコントロールされていた患者さんが挙児希望で PTU に変えたために，コントロールが乱れたり，ANCA 関連血管炎や肝障害などの副作用がでたりする可能性も考慮して，どちらにするかは患者さんの選択に委ねると，少しトーンが下げられたのです．MMI の催奇形性については現在学会で調査が行われていますが，ごく最近，その中間報告が発表されました（POEM スタディ）．

> **豆知識　POEM スタディ**
>
> 　最近，「妊娠初期に投与されたチアマゾール（MMI）の妊娠結果に与える影響に関する前向き研究」，通称 POEM スタディの中間報告が発表された．これは全国の甲状腺専門施設に通院中である妊娠 Basedow 病女性を対象とした先天異常の頻度調査である．結果，先天異常の頻度はMMI（少なくとも妊娠 12 週まで服用）5 例/85 例（95％信頼区間 1.9-13.2％），PTU 0/121（0.0-2.4％），非甲状腺薬（妊娠までに治療を終了）（0.0-3.5％）0/83 であった．妊娠 12 週までに MMI を中止または変更した場合は 0/38 であった．奇形の種類は全例が臍腸管関連奇形で，そのうち 3 例は臍帯ヘルニアを，1 例は頭皮欠損を合併していた（http://www.ncchd.go.jp/kusuri/）．

　MMI と先天異常の関連が強く示唆されたとして，日本甲状腺学会では再度，妊娠初期には MMI を使用しないように勧告しました（http://www.japanthyroid.jp/）．先天異常に関しては，あらかじめカウンセリングを受けておくことが理想ですが，簡単に受けられない環境の場合もあります．要は，万一，流産や胎児奇形が発生したときに母親が自分の病気や薬のせいにしなくてすむよう，十二分に説明しておくことです．先天異常は健常人の妊娠でも一定の頻度（1〜3％）で発生すること，MMI と先天異常の因果関係がはっきり証明されたわけではないことなどを説明します．MMI で治療を続けておいて，月経が遅れたら早めに受診するように指示します．あるいは妊娠前に手術やアイソトープ治療をしておきます．この場合は，妊娠中に甲状腺ホルモン薬を服用する必要があるかもしれないことと，母体に残存している抗 TSH 受容体抗体が（特に TRAb が 10IU/L 以上のときに）胎児甲状腺機能亢進症や新生児一過性甲状腺機能亢進症を引き起こす可能性があることの説明が必要です．

> **ポイント** ▶ 妊娠初期の薬物治療

- 妊娠初期のMMI服用をできるだけ避けるため，妊娠は計画的に行う．基礎体温をつけ，妊娠の可能性がある場合は市販の妊娠診断薬で確認する．妊娠が確認されればMMIを中止し，PTUや無機ヨウ素に変更する．
- MMIを指示通り服用していても甲状腺機能がなかなか正常化しない場合や正常化しても減量できない場合は，積極的に手術やアイソトープ治療を行う．
- PTUが副作用などで使えない場合はMMIを継続するが，できればMMIに関連した先天異常合併のリスクに関してカウンセリングを受けてもらう．
- 妊娠初期以外は先天異常との関連はないのでPTUよりMMIを推奨する．

　妊娠とBasedow病が同時にわかって，フルドーズの抗甲状腺薬が必要な程度の機能亢進症の場合，中絶をすすめられて紹介されることがあります．もちろん，このようなケースでは流産や子宮内胎児死亡の場合がありますが，器官形成期を過ぎていればMMIで，それ以前ならPTUと無機ヨウ素で治療します．無機ヨウ素は妊婦には禁忌であると認識されている産科医がおられます．これは，妊婦に大量の無機ヨウ素を長期間投与したら，胎児が甲状腺腫で窒息死したという論文が昔あったためと思われます．しかし，この報告では妊婦は甲状腺機能亢進症ではありませんでした．そもそも，妊婦が甲状腺機能低下症になる量の無機ヨウ素を投与して，胎児に甲状腺腫を引き起こすのは当然の結果といえます．きちんと，甲状腺機能をモニターしていればこんなことは起こりません．胎児の甲状腺機能は母体の甲状腺機能とよく相関し，母体よりやや低めになるため，Basedow病妊婦を抗甲状腺薬で治療する場合は，母体の甲状腺機能を非妊娠時の正常値の上限くらいに調節するように推奨されています．潜在性甲状腺機能亢進状態（FT4正常上限，TSH低値）を維持するということになります．

> **ポイント** ▶ Basedow 病の妊娠中の管理

- 薬物治療では母体の甲状腺機能は非妊娠時の基準値の上限に調節する．
- つねに胎児の状態（心拍数など）を把握しておく．
- 母体の抗 TSH 受容体抗体や，治療による影響をみるために新生児（必要なら臍帯血）の甲状腺機能をフォローする．

　ちなみに，正常妊婦では $FT_4$ は妊娠が進むにつれて低下していきます（しばしば基準下限値を下回ります）が，これはアッセイキットの問題という指摘もあります．平衡透析法で検討するとほとんど変化はないということです．TSH は hCG の影響で妊娠初期に少し低下しますが，その後は非妊娠時と変わりません（図 24）．Basedow 病でも妊娠週数が進むにつれて甲状腺機能は落ち着いてきます．これは母体の（半分他人である）胎児に対する免疫抑制作用によると説明されています．このため，妊娠後期には抗甲状腺薬を減量，いったん中止できることが少なくありません．万一，甲状腺妊娠中に抗甲状腺薬の副作用が出た場合は，妊娠中期に甲状腺亜全摘術を行います．当然ながら，アイ

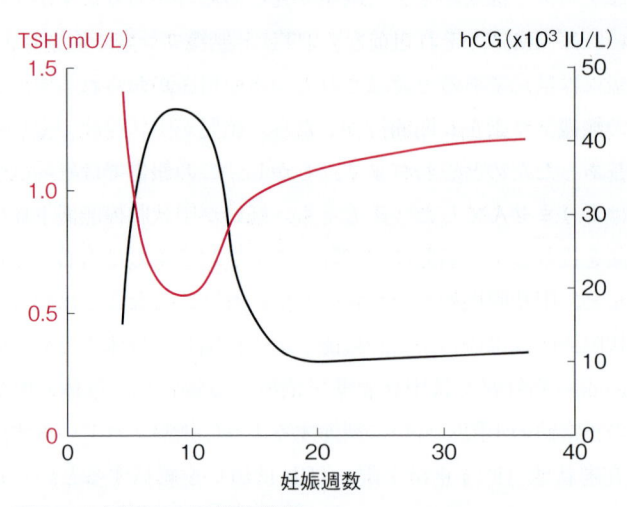

**図 24** ■ 妊娠中の甲状腺機能

ソトープ治療は禁忌です．妊娠中のβ遮断薬の使用で新生児の発育遅延，低血糖，呼吸抑制や徐脈の報告があります．また抗甲状腺薬との併用で自然流産の頻度が増加したという報告もありますが，甲状腺クリーゼなどでどうしてもという場合はアテノロールとプロプラノロールが使用可能です．

さて，治療の前に鑑別すべきは，妊娠一過性甲状腺機能亢進症です．高いhCGによる妊娠一過性甲状腺機能亢進症では，甲状腺腫は認めず，抗TSH受容体抗体，TgAb，TPOAbは全て陰性です．ただし，寛解中や維持療法中のBasedow病の方が妊娠初期に亢進症になることが少なくありません．これも多くの場合hCGによるものですので，少量の無機ヨウ素を追加したりして，注意深く経過を観察します．hCGの低下とともに落ち着いてきます．

> **豆知識　妊娠中のFT4の基準値**
> 16週まで：0.9〜1.9 ng/dL
> 16週以降：0.5〜1.3 ng/dL
> ただし，現行のアッセイキットによるもので，真の値（平衡透析法）とは異なる．

授乳時の話に移します．MMIもPTUも多少乳汁中へ移行します（血液：乳汁はMMIで1：1，PTUで1：0.1）が，MMI 10 mg/日以下，PTU 300 mg/日以下なら授乳制限の必要はありませんし，乳児の甲状腺機能のチェックも不要です．β遮断薬や無機ヨウ素は乳汁中へ移行しますので，授乳は避けた方がよいとされていますが，どうしてもβ遮断薬が必要な場合はプロプラノロールを選択します．副作用で抗甲状腺薬が使えない場合は無機ヨウ素を使いますが，乳児の甲状腺機能をチェックする必要があります．逆に，母由来の抗TSH受容体抗体による新生児一過性甲状腺機能亢進症があれば，乳汁中の無機ヨウ素が児の治療にもなりますが，甲状腺機能検査は必要です．

妊娠中はBasedow病が落ち着いて，薬も減らせることが多いと書きましたが，逆に出産後はリバウンドがありえます．ここで注意したいのは，出産後甲状腺炎がBasedow病でも起こるということです．その頻度は約4割で，リバウンドの頻度とあまり変わりません．したがって，産後数カ月で甲状腺中毒症

がぶり返したときに，リバウンドか出産後甲状腺炎かをみきわめる必要があります．後者は自然に治まるからです．鑑別診断は通常の Basedow 病と同じですが，抗 TSH 受容体抗体はもともと陽性かもしれません．その場合は抗体価の上昇が指標になります．$T_3/T_4$ 比やドプラエコーによる甲状腺内血流量も参考にはなりますが，両者でかなりのオーバーラップがあります．シロクロつけるならシンチグラフィですが，2〜3日（テクネシウムの場合）授乳を中止してもらう必要があります．

### ポイント ▶ Basedow 病妊婦の治療

- 専門医に紹介する．
- 抗甲状腺薬による適切な治療で安全に出産できる．
- 妊娠4〜7週は PTU，それ以外は MMI を第一選択薬とする．
- 母体の甲状腺機能は潜在性亢進症の状態に維持する．
- MMI 2錠/日以下，PTU 6錠/日以下なら授乳は可能である．
- 流産や先天異常についてあらかじめ十分な説明をしておく．

### 4）潜在性甲状腺機能亢進症の治療

まず，潜在性甲状腺機能亢進症が無痛性甲状腺炎などによる一過性のものかどうかを確認するため，1カ月後に再検します．持続して TSH が $0.1\,\mu U/mL$ 以下に抑制されている場合は心房細動や骨粗鬆症の発症リスクを考慮して，60歳以上のケースでは Basedow 病として治療をしてもよいと思われます．

### 5）甲状腺クリーゼの治療

甲状腺クリーゼの予後は多臓器不全の予防と治療結果に依存します．したがって，集学的治療により全身状態を管理しながら，早急に甲状腺ホルモンを下げる努力をします．呼吸管理（酸素吸入），循環管理（補液，β遮断薬，強心薬，利尿薬）と並行して，抗甲状腺薬，無機ヨウ素，副腎皮質（ステロイド）ホルモン薬を併用して甲状腺機能を抑えます．必要なら血漿交換も行います．感染

症（抗菌薬）などの誘因となった合併症の治療も行います．クーリングや鎮静も必要です．

**ポイント** ▶ 甲状腺クリーゼの治療は多臓器不全の予防

## 6 Basedow 病治療の総括

　Basedow 病の治療法には3つあると書きましたが，手術が選択されるのは巨大甲状腺腫や腫瘍の症例などであり，決して多くはありません．現状の抗甲状腺薬では長期寛解が得られる症例は半分以下にとどまる一方で，最近になっても MMI での胎児奇形や無顆粒球症による死亡例，PTU での ANCA 関連血管炎や重症肝障害の報告が後を絶ちません．抗甲状腺薬で治療中のケースにおける心臓突然死のリスクが3倍であったという報告があります．それらは TSH が抑制された潜在性甲状腺機能亢進症の状態，つまり，抗甲状腺薬の副作用というよりは，甲状腺機能のコントロールが不十分であったということで，現在の抗甲状腺薬では役不足なのだといえましょう．日本でも次第にアイソトープ治療が増加してきています．50年以上の歴史をもつ現在の抗甲状腺薬は，換言すれば，副作用が多く寛解率が低い薬を旧態依然として使用しているといえます．リツキシマブのような生物学的製剤はまだ実用化されていませんが，NaI シンポーターや TSH 受容体，甲状腺ホルモン受容体をターゲットにした分子標的薬の開発が望まれます．

**豆知識　甲状腺ホルモンの合成と分泌に関わる分子**

　ヨウ素は甲状腺濾胞細胞の基底膜（細胞膜）に存在する輸送体：ナトリウム／ヨウ素シンポーター（NIS）によって細胞内に取り込まれ，20〜100倍に濃縮される．次に，濾胞側の細胞膜に存在する陰イオン輸送体ペンドリン（Pendrin）によって濾胞腔に排出される．濾胞内にはサイロ

グロブリン（Tg）がある．これは，分子量約 60 万の糖蛋白である．Tg のチロシン残基が過酸化水素と甲状腺ペルオキシダーゼ（TPO）によってヨウ素化されると，モノヨウ素チロシン（MIT）やジヨウ素チロシン（DIT）が合成される．この段階をヨウ素の有機化とよぶ．MIT と DIT が結合（縮合という）すると $T_3$ に，DIT と DIT が縮合すると $T_4$ になる．$T_3$ や $T_4$ を含む Tg は濾胞腔から濾胞細胞内へ取り込まれ，細胞内のコロイド小滴となる．小滴内では蛋白分解酵素によって加水分解され，$T_3$ や $T_4$ が切り離されて濾胞細胞内に遊離し，基底膜から血管内（血液中）に分泌される．

## 7 その他の甲状腺中毒症の治療

### 1）無痛性甲状腺炎（急性期）の治療

　ほとんどの場合，甲状腺中毒症は 3 ヵ月以内に改善し，一過性の機能低下症を経て正常化します．動悸などの中毒症状が強い場合は対症的に β 遮断薬を投与します．破壊性甲状腺炎ですので，抗甲状腺薬は有害無益です．Basedow 病と間違って抗甲状腺薬を投与しないことが重要です．出産や薬剤（造影剤などのヨウ素，アミオダロン，インターフェロンなど）が誘因となり，再発することがありますが，誘因が不明な場合も少なくありません．一度，出産後甲状腺炎を経験したケースにおける次回出産時の再発率は 70％にのぼります．

　有痛性の「橋本病急性増悪」には副腎皮質（ステロイド）ホルモン薬が用いられます．

**ポイント ▶ 無痛性甲状腺炎に抗甲状腺薬は無効！**

### 2）亜急性甲状腺炎（急性期）の治療

　炎症症状が軽い場合は非ステロイド系消炎鎮痛薬（NSAID）を，中等度以上の場合は経口副腎皮質（ステロイド）ホルモン薬を投与します．ウイルス性

と考えられていますので抗菌薬は無効です．動悸などの中毒症状が強い場合はβ遮断薬を併用します．破壊性甲状腺炎ですので，抗甲状腺薬や無機ヨウ素は無効です．ステロイド薬は減量を急ぐと再燃しやすいので慎重に減量していき，減量中に再燃したらその前の量に戻します．一過性の機能低下症を経て正常化します．治癒すれば再発はまれです．永続性の甲状腺機能低下症になる頻度は約15%です．

**ポイント ▶ 亜急性甲状腺炎治療でステロイド薬の減量は慎重に！**

### 3）妊娠一過性甲状腺機能亢進症の治療

甲状腺中毒症が軽度であれば無治療で慎重に経過を観察します．中等度以上であれば少量の無機ヨウ素の内服が有効ですが，胎児の甲状腺機能低下症に注意します．hCGが低下してきた妊娠中期以降も機能亢進が持続するようであればBasedow病の可能性が高いでしょう．

**ポイント ▶ 妊娠初期の甲状腺機能亢進症は経過を観察**

### 4）中毒性結節性甲状腺腫（Plummer病）の治療

原則は手術による摘出です．手術前のコントロールに無機ヨウ素や抗甲状腺薬を使います．放射性ヨウ素も有効ですが，機能の正常化までに時間がかかること，大きな腫瘍では効果が乏しいこと，将来機能低下になる可能性が高いことが短所としてあげられます．施設は限られますが，経皮的エタノール注入療法（PEIT）も行われています．対症的にβ遮断薬が用いられます．

**ポイント ▶ Plummer病の治療の基本は手術**

### 5）薬剤性甲状腺中毒症の治療

外因性の甲状腺ホルモンによる場合は中止します．アミオダロンやインターフェロンによる場合は，破壊性甲状腺炎とBasedow病の発症で異なります．破壊性甲状腺炎ではβ遮断薬による対症療法で経過をみますが，炎症が持続し

甲状腺中毒症が遷延するときは副腎皮質（ステロイド）ホルモン薬を用いることがあります．ただし，ステロイド薬の使用にあたっては，アミオダロンでは心臓専門医，インターフェロンでは肝臓専門医との連携が必要です．Basedow病発症の場合は薬物療法かアイソトープ治療を行います．原因薬剤は中止できないことも多く，病態に応じた柔軟な対応が要求されます．

**ポイント ▶ 薬剤性甲状腺中毒症の治療はむずかしい**

## 6）TSH 産生下垂体腫瘍の治療

　経蝶形骨洞手術（経鼻的下垂体手術）を行いますが，半数以上で腫瘍の残存を認めています．残存腫瘍に対し，放射線の外照射が試みられていますが，有効率は4％にすぎません．ソマトスタチンアナログ（オクトレオチド）投与により1/3の症例で腫瘍の縮小を認め，欧米では術前投与としても用いられますが，日本ではまだ保険適応がありません．対症的に$\beta$遮断薬が用いられます．

**ポイント ▶ TSH 産生下垂体腫瘍の治療の基本は手術**

## 7）甲状腺ホルモン不応症の治療

　甲状腺ホルモン不応症は臨床的には全身型と下垂体型に大別されています．全身型は相対的に末梢の不応性の強いものですが，ほとんどの場合は若干（軽度〜中等度）高値の甲状腺ホルモンにより代償されていますので，治療の必要はありません．ただし，しばしば頻脈を認めます（TR $\alpha$ の作用によると考えられている）ので，対症的に$\beta$遮断薬が併用されます．低下症状のある場合，特に小児では成長・発達に重要なホルモンですので，甲状腺ホルモン薬を補充します．具体的には，小児では，骨年齢，成長曲線，精神発達を考慮しながら，成人では，基礎代謝率，窒素バランス，性ホルモン結合グロブリンなどの末梢代謝を指標に，$T_3$または$T_4$投与を行います．下垂体型は下垂体優位に不応性の強いもので甲状腺機能亢進症を示し，臨床的にはTSH産生下垂体腫瘍と似ています．頻脈は$\beta$遮断薬でコントロールします．甲状腺機能を抑制するために抗甲状腺薬を使用すると，TSHがさらに上昇してしまいます．したがって，

TSHを抑制するために，ブロモクリプチンやカベルゴリン，ソマトスタチンアナログ（オクトレオチド）が使用されます．海外ではTSHは抑制するが甲状腺ホルモン作用に乏しいトリアック（Triac）が試されていますが，日本では使用できません．T$_3$の間欠的投与が有効であったという報告もあります．

**ポイント** ▶ 多くの甲状腺ホルモン不応症に治療は不要

## 8 甲状腺中毒症の治療の総括

　甲状腺中毒症の治療目標は，甲状腺機能の正常化を図ることです．甲状腺中毒症では代謝が亢進しているため安静が基本です．Basedow病の場合は，抗甲状腺薬により甲状腺ホルモンの産生と分泌を抑制するか，放射性ヨウ素や手術で甲状腺のボリュームを減少させます．無痛性甲状腺炎の急性期には症状に応じて$\beta$遮断薬を使用します．亜急性甲状腺では，抗炎症薬，特に副腎皮質（ステロイド）ホルモン薬が有効です．Plummer病やTSH産生下垂体腫瘍の治療の基本は手術です．妊娠一過性甲状腺機能亢進症はhCGの低下とともに軽快するので治療の必要はありませんが，Basedow病と鑑別が重要ですので専門医に紹介するのが望ましいでしょう．

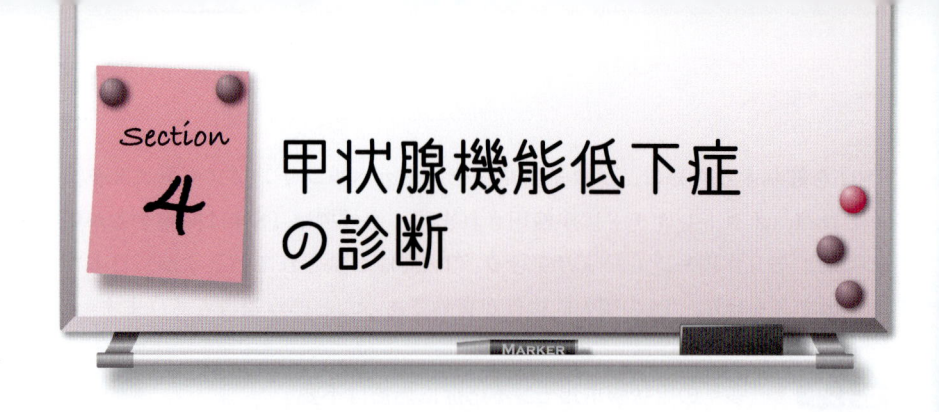

# Section 4 甲状腺機能低下症の診断

## 1 甲状腺機能低下症の診断

　無気力，倦怠感，寒がり，便秘，むくみ感などの症状を呈する患者さんが外来受診した場合は，甲状腺機能低下症を疑って甲状腺機能を測定します．甲状腺機能低下症の多くは原発性（甲状腺性）です．一般外来での「顕性甲状腺機能低下症」の頻度は，男女とも200人に1人，「潜在性甲状腺機能低下症」の頻度は，女性で50人に1人，男性で100人に1人程度といわれています．

　甲状腺機能低下症状があり，FT₄が低値なら甲状腺機能低下症と診断します．そして，同時に測定したTSHが高値なら原発性甲状腺機能低下症，TSHが低値または正常なら中枢性甲状腺機能低下症と診断します．しかし，頻度的には

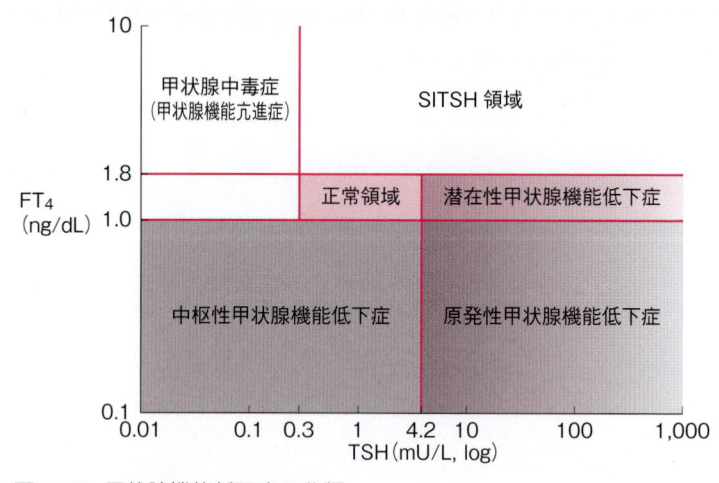

**図25** ■ 甲状腺機能低下症の分類

甲状腺機能低下症のほとんどは原発性甲状腺機能低下症です．TSH が高値でも FT4 が正常範囲内のものは潜在性甲状腺機能低下症とよばれます（図 25）．

**ポイント** ▶ FT4 が低値なら甲状腺機能低下症

### ガイドライン　甲状腺機能低下症の診断ガイドライン

**原発性甲状腺機能低下症**

a）臨床所見
　無気力，易疲労感，眼瞼浮腫，寒がり，体重増加，動作緩慢，嗜眠，記憶力低下，便秘，嗄声等いずれかの症状

b）検査所見
　遊離 T4 低値および TSH 高値

診断の基準
　a）および b）を有するもの

付記
1. 慢性甲状腺炎（橋本病）が原因の場合，抗マイクロゾーム（または TPO）抗体または抗サイログロブリン抗体陽性となる．
2. 阻害型抗 TSH 受容体抗体（TSBAb）により本症が発生することがある．
3. コレステロール高値，クレアチンフォスフォキナーゼ高値を示すことが多い．
4. 出産後やヨウ素摂取過多などの場合は一過性甲状腺機能低下症の可能性が高い．
5. 小児では成長障害，甲状腺腫大に注意する．

**中枢性甲状腺機能低下症**

a）臨床所見
　無気力，易疲労感，眼瞼浮腫，寒がり，体重増加，動作緩慢，嗜眠，記憶力低下，便秘，嗄声等いずれかの症状

b）検査所見
　遊離 T4 低値で TSH が低値〜正常

診断の基準
　a）および b）を有するもの

除外規定
　甲状腺中毒症の回復期，重症疾患合併例，TSH を低下させる薬剤の服用例を除く．

付記
1. 視床下部性甲状腺機能低下症の一部では TSH 値が 10μU/mL 位まで逆に高値を示すことがある.
2. 中枢性甲状腺機能低下症の診断では下垂体ホルモン分泌刺激試験が必要なので, 専門医への紹介が望ましい.

(甲状腺疾患診断ガイドライン 2010)

　甲状腺機能低下症に伴う愁訴・症状として, 診断ガイドラインでは「無気力, 易疲労感, 眼瞼浮腫, 寒がり, 体重増加, 動作緩慢, 嗜眠, 記憶力低下, 便秘, 嗄声」があげられていますが, これら一つひとつは不定愁訴に近く, まず甲状腺疾患を疑ってみることが大切です. 他覚的には, 徐脈, 心嚢液貯留による心拡大, うつ状態, アキレス腱反射の低下, 筋力の低下, 脱毛 (頭髪や眉毛外側 1/3 の脱毛が特徴的です), 皮膚乾燥, 粘液水腫 (圧痕を残さない浮腫), 低体温, 難聴, 乳汁分泌 (TRH→プロラクチンの上昇による) などが認められ, 放置されると昏睡にまで至ることがあります. 甲状腺機能低下症では月経過多となりますが, 逆に無月経を認める場合は, 中枢性甲状腺機能低下症 (中枢性性腺機能低下症の合併) が疑われます. 副腎不全症状の有無にも注意します. 小児では甲状腺腫大のほか, 成長障害にも注意します. 一方, 高齢者の場合は典型的な症状に乏しいことが少なくありません. むしろ, 症候は心血管系の異常としてあらわれます. すなわち, 浮腫や息切れなどの心不全症状が前面に出てきます. 高齢者の顕性甲状腺機能低下症では意欲や認知機能が低下し, うつ病や認知症と間違われることもあります.

　一般検査では, コレステロール高値, クレアチンホスホキナーゼ高値を示すことが特徴です. その他, 貧血や肝機能異常, 進行すると低ナトリウム血症を認めることもあります. 胸部 X 線検査では心拡大を, 心電図では徐脈や低電位を認めます. 小児では骨年齢をチェックします.

　やや硬めのびまん性甲状腺腫があれば橋本病の可能性があります. 甲状腺機能低下症で最も頻度の高いのは橋本病ですが, 顕性でも潜在性でも, 女性では甲状腺自己抗体が陽性で血清学的に橋本病と診断できるものが約 6 割を占めるのに対し, 男性では自己抗体陰性のものが 6 割を占めます (自験データ).

> **ポイント** ▶ 甲状腺機能低下症の原因の多くは橋本病

### 豆知識　橋本病

　橋本病（慢性甲状腺炎）は，「struma lymphomatosa」として，九州帝国大学の橋本策（はかる）博士によって1912年にはじめて記載されている．その特徴は病理学的に述べられており，
　①リンパ濾胞の形成，
　②甲状腺上皮細胞の変性，
　③結合組織の新生，
　④円形細胞のびまん性浸潤であった．
　1931年のGrahamとMcCullaghの記載により，橋本甲状腺炎として世界的に認知されるようになった．その後，本疾患はBasedow病と並んで自己免疫性甲状腺疾患として分類され，その自己抗体の抗原がサイログロブリン（Tg）と甲状腺ペルオキシダーゼ（TPO）であることが明らかにされた後は，病理所見のかわりにそれらに対する抗体の有無が診断基準に利用されている．Basedow病も自己免疫性甲状腺疾患であることからこれらの抗体が陽性になることがあるが，通常それらの抗体価は高くない．

### ガイドライン　慢性甲状腺炎（橋本病）の診断ガイドライン

**a) 臨床所見**
1. びまん性甲状腺腫大
   ただし，Basedow病など他の原因が認められないもの

**b) 検査所見**
1. 抗甲状腺マイクロゾーム（またはTPO）抗体陽性
2. 抗サイログロブリン抗体陽性
3. 細胞診でリンパ球浸潤を認める

| 診断の基準 |
| --- |
| a）およびb）の1つ以上を有するもの |

| 付記 |
| --- |
| 1. 他の原因が認められない原発性甲状腺機能低下症は慢性甲状腺炎（橋本病）の疑いとする．
2. 甲状腺機能異常も甲状腺腫大も認めないが抗マイクロゾーム抗体および または抗サイログロブリン抗体陽性の場合は慢性甲状腺炎（橋本病）の疑い とする．
3. 自己抗体陽性の甲状腺腫瘍は慢性甲状腺炎（橋本病）の疑いと腫瘍の合併と考える．
4. 甲状腺超音波検査で内部エコー低下や不均一を認めるものは慢性甲状腺炎（橋本病）の可能性が強い． |

（甲状腺疾患診断ガイドライン 2010）

**豆知識　リーデル（Riedel）甲状腺炎**

　瘢痕形成を伴う高度の線維性甲状腺炎で，線維化は甲状腺外に浸潤する．ミクリッツ（Mikulicz）病，自己免疫性膵炎，自己免疫性下垂体炎，間質性肺炎，間質性腎炎，後腹膜線維症と合併することがあることから，IgG4関連疾患（血中 IgG4 が高値で障害組織に IgG4 陽性の形質細胞浸潤を認める）とも考えられている．しかし，リーデル甲状腺炎で IgG4 陽性細胞は必ずしも増加しておらず，逆に，橋本病で血中 IgG4 が高くて甲状腺に IgG4 陽性形質細胞浸潤を認めるケースがあり，その実態は不明である．いずれにしてもリーデル甲状腺炎はきわめてまれな疾患である．

## 2　$FT_4$ 低値で TSH 高値の場合

　$FT_4$ が低値で TSH が高値なら原発性甲状腺機能低下症と診断されます．$FT_3$ は，甲状腺機能が正常でも，低 $T_3$ 症候群（euthyroid sick syndrome あるいは non thyroidal illness ともいいます）といって，全身の消耗性疾患がある場合，低値になるので注意が必要です．進行すると $FT_4$ も下がってきますが，

通常TSHの上昇はみられません．

TSHが高値なのにFT4が基準値範囲内の場合は，潜在性甲状腺機能低下症といいます．副腎不全ではTSHが軽度上昇するので，副腎皮質（ステロイド）ホルモン薬より先に甲状腺ホルモン薬を投与しないことが大切です．

> **ポイント** ▶ FT4低値でTSH高値は原発性甲状腺機能低下症

## 1）原発性甲状腺機能低下症

　甲状腺の手術後やアイソトープ治療後の機能低下症はここに分類されます．抗マイクロゾーム（またはTPO）抗体または抗サイログロブリン抗体を測定し，いずれかが陽性であれば橋本病と診断できます．したがって，「橋本病の疑い」で血液検査をするときは抗TPO抗体と抗サイログロブリン抗体が保険診療で同時に認められるべきです．阻害型抗TSH受容体抗体（TSBAb）により原発性甲状腺機能低下症になることがあり，この場合はTRAbが陽性となります．TSBAbによる機能低下症では，Basedow病との相互移行が認められます．また，妊婦がTSBAbによる機能低下症の場合，胎児が甲状腺機能低下症になる可能性があります．特に，出産後もTSBAbは新生児の体内にしばらく残りますので，新生児一過性甲状腺機能低下症になる可能性があります．妊婦の甲状腺機能低下症では一度はTRAb（TSBAbは保険適応外検査のため）を測定しておいた方がよいでしょう．

　さて，橋本病では，甲状腺超音波検査で内部エコーの低下や不均一性を認めます．先天性甲状腺機能低下症には甲状腺の無形成，低形成や異所性甲状腺（舌下など）の甲状腺形成障害と，甲状腺ホルモン合成障害によるものがあります．形成不全では甲状腺腫を触れませんが，合成障害では大きく柔らかい甲状腺腫を認めるのが特徴です．いずれも甲状腺形成やホルモン合成に関わる遺伝子の異常が原因です．3歳以上になると放射性ヨウ素シンチグラム，ロダンカリ（またはパークロレイト）放出試験，唾液／血液ヨウ素比等で病型診断を行います．

> **ポイント** ▶ 抗TPO抗体も抗Tg抗体も陰性なら他の原因を検索する

> **豆知識　ロダンカリ（パークロレイト）放出試験**
> ロダンカリ：チオシアン酸カリウム（KSCN）
> パークロレイト：過塩素酸塩（KClO$_4$）
> $^{123}$I 内服 2 時間後に，甲状腺ヨード摂取率を測定する．その直後に，ロダンカリまたはパークロレイトを 1g 内服し，1 時間後に再度ヨード摂取率を測定する．2 回目の摂取率が 1 回目より低下していれば（90％以下であれば），ヨード有機化障害ありと診断する．

> **豆知識　甲状腺の発生**
> 甲状腺の原器は胎生期に舌根部に発生し，舌骨と甲状軟骨，輪状軟骨の前方を下降して，第 1～2 気管軟骨の前方で気管と緩く結合して固定される．この移動に障害が起こると，舌根部（異所性）甲状腺腫や甲状腺舌管嚢胞の原因となる．

> **豆知識　Pendred 症候群**
> 先天性の感音性難聴と甲状腺腫を有する．*Pendrin*（*SLC26A4*）遺伝子の異常が原因．ペンドリン（Pendrin）は甲状腺濾胞細胞の濾胞腔にあるヨウ素搬送体．ヨウ素の有機化障害を認めるが，甲状腺機能低下症はあっても軽度．内耳ではリンパ液の吸収に関与するイオン交換体（塩素イオンと蟻酸イオンの交換）で，障害により内耳リンパ液が貯留して蝸牛や前庭水管の構造異常を引き起こす．

## 2）潜在性甲状腺機能低下症

TSH が高値で遊離 T$_4$ が基準値範囲内の軽い原発性甲状腺機能低下症です．

一方，頻度は低いですが，副腎皮質（ステロイド）ホルモンには TSH 抑制効果があるため，副腎皮質機能低下症では TSH が上昇するため注意が必要です．つまり，甲状腺機能は正常であるのに，不要な甲状腺ホルモンを補充することで，副腎不全を誘発してしまうことになります．

> **ポイント** ▶ 潜在性甲状腺機能低下症と副腎皮質機能低下症のあやしい関係！

## 3 FT$_4$ 低値なのに TSH が正常またはむしろ低値の場合

　FT$_4$ が低値で TSH が基準値範囲内または低値の場合に中枢性甲状腺機能低下症を疑いますが，先に述べた進行した低 T$_3$ 症候群との鑑別が難しくなります．また，中枢性甲状腺機能低下症のうち，視床下部性甲状腺機能低下症の一部では TSH 値が 10 μU/mL 位まで逆に高値を示すことがあり，こうなると原発性甲状腺機能低下症との鑑別も必要になってきますが，FT$_4$ の低下程度のわりに TSH がそれほど高くないのが特徴といえないこともありません．動物実験で，視床下部性甲状腺機能低下症時の TSH の値は高くても，その生物活性は低いことがわかっています．TSH ペプチドの翻訳後修飾（糖鎖の付加）が不完全であるためといわれています．

> **ポイント** ▶ 中枢性甲状腺機能低下症と低 T$_3$ 症候群のあやしい関係！！

### 中枢性甲状腺機能低下症

　視床下部障害（TRH）と下垂体障害（TSH）によるものがあります．原因は，腫瘍やその治療後，自己免疫性で，多くの場合，他の下垂体ホルモンの異常を伴います．中枢性甲状腺機能低下症が疑われる場合は，下垂体ホルモン分泌刺激試験や下垂体 MRI 検査を行います．

> **ポイント** ▶ 中枢性甲状腺機能低下症では他の下垂体機能低下がないかを調べる

## 4 その他の甲状腺機能低下症

### 1）薬剤性甲状腺機能低下症

種々の薬剤が様々なメカニズムで甲状腺機能低下症を引き起こします。

**豆知識　甲状腺機能に影響する薬剤**

| A）甲状腺ホルモンの合成・分泌を阻害する薬剤 | |
|---|---|
| 抗甲状腺薬（プロピルチオウラシル，チアマゾール） | チウラジール®，プロパジール®，メルカゾール® |
| ヨウ素薬，ヨウ素含有医薬品 | ヨウ化カリウム®，ヨウレチン®，各種うがい薬，一部の消化性潰瘍薬，一部の大衆感冒薬 |
| アミオダロン | アンカロン® |
| 炭酸リチウム | リーマス® |
| インターフェロンアルファ（IFNα），インターフェロンベータ（IFNβ），インターフェロンガンマ（IFNγ） | スミフェロン®，オーアイエフ®，ペガシス®，イントロンA®，ペグイントロン®，アドバフェロン®，フエロン®，アボネックス®，ベタフェロン®，イムノマックス-γ®，オーガンマ100® |
| インターロイキン2（IL-2），顆粒球・マクロファージコロニー刺激因子（GM-CSF） | セロイク®，イムネース®，ノイトロジン®，グラン®，ノイアップ® |
| エチオナミド，パラアミノサリチル酸 | ツベルミン®，ニッパスカルシウム® |
| サリドマイド | サレド® |
| スニチニブ | スーテント® |

| B）TSHの合成・分泌を抑制する薬剤 ||
|---|---|
| ドパミン塩酸塩，ドブタミン塩酸塩 | イノバン®，カコージン®，ドミニン®，プレドパ®，ドブトレックス®，ドブポン®，タナドーパ®，カルグート® |
| 副腎皮質（ステロイド），ホルモン（グルココルチコイド） | |
| 酢酸オクトレオチド | サンドスタチン® |
| ベキサロテン（レチノイン酸受容体アゴニスト） | タルグレチン® |
| C）甲状腺ホルモンの代謝を促進する薬剤 ||
| フェノバルビタール | フェノバール® |
| リファンピシン | リファジン®，リマクタン® |
| フェニトイン | アレビアチン®，ヒダントール® |
| カルバマゼピン | テグレトール® |
| D）甲状腺ホルモン結合蛋白を増加させる薬剤 ||
| エストロゲン（卵胞ホルモン） | ジュリナ®，エストラーナ®，フェミニスト®，ディビゲル®，オバホルモン®，プレギノン®，ペラニン®，プロセキソール®，エストリール®，ホーリン®，プレマリン® など |
| クエン酸タモキシフェン，酢酸ラロキシフェン（selective estrogen receptor modifier: SERM） | ノルバデックス®，タスオミン®，フェアストン®，エビスタ®，ビビアント® |
| 5-フルオロウラシル | 5-FU® |
| E）甲状腺ホルモンの吸収を阻害する薬剤 ||
| コレスチラミン，コレスチミド | クエストラン®，コレバイン® |
| 水酸化アルミニウムゲル | アルミゲル® |
| カルシウム製剤 | 塩化カルシウム，グリセロリン酸カルシウム，グルコン酸カルシウム，リン酸水素カルシウム，乳酸カルシウム，L-アスパラギン酸カルシウム |
| 鉄製剤 | スローフィー®，テツクール®，フェロ・グラデュメット®，フェルム®，フェロミア®，インクレミン® |
| スクラルファート | アルサルミン® |
| 活性炭（球形吸着炭・薬用炭） | |

| セベラマー塩酸塩 | フォスブロック®, レナジェル® |
| --- | --- |
| ポラプレジンク | プロマック® |
| シプロフロキサシン | シプロキサン® |
| F) その他 | |
| highly active antiretroviral therapy（HAART）療法 | 核酸系逆転写酵素阻害剤, 非核酸系逆転写酵素阻害剤, プロテアーゼ阻害剤を数種類組み合わせる抗HIV薬のカクテル療法 |
| 性腺刺激ホルモン放出ホルモン誘導体（酢酸ブセレリン, 酢酸ナファレリン, 酢酸リュープロレリン, 酢酸ゴセレリン） | スプレキュア®, ナサニール®, リュープリン®, ゾラデックス® |
| 経腸栄養剤 | エレンタール®, アミノレバンEN®, ヘパンED®, または, ヨウ素非含有によるヨウ素不足 |
| メシル酸イマニチブ | グリベック® |

（西川光重. 薬剤による甲状腺機能異常. 日本医事新報. 2008；4389：57 より改変）

## 2）粘液水腫性昏睡

　粘液水腫性昏睡は, 重症の原発性または中枢性の甲状腺機能低下症が長期におよび, さらに薬剤や感染症などがきっかけになって引き起こされる生命にかかわる状態です. 低体温・呼吸不全・循環不全などが中枢神経系の機能障害をもたらし, 昏睡に至ります. こちらも日本甲状腺学会で診断基準が検討されています.

> **ポイント** ▶ 粘液水腫性昏睡は低体温・呼吸不全・循環不全などが引き起こす中枢神経障害

## ガイドライン 粘液水腫性昏睡の診断基準（3次案）

### 必須項目

1. 甲状腺機能低下症 [1]
2. 中枢神経症状（JCS で 10 以上，GCS で 12 以下）[2]

### 症候・検査項目

1. 低体温（35℃以下：2 点，35.7℃以下：1 点）
2. 低換気（$PaCO_2$ 48Torr 以上，動脈血 pH 7.35 以下，あるいは酸素投与：どれかあれば 1 点）
3. 循環不全（平均血圧 75mmHg 以下，脈拍数 60/分以下，あるいは昇圧剤投与：どれかあれば 1 点）
4. 代謝異常（血清 Na 130mEq/L 以下：1 点）

### 診断の基準

確実例
　必須項目 2 項目＋症候項目 2 点以上

疑い例
　a. 甲状腺機能低下症を疑う所見があり必須項目の 1 は確認できないが，必須項目の 2 に加え症候・検査項目 2 点以上
　b. 必須項目（1, 2）および症候・検査項目 1 点
　c. 必須項目の 1 があり，軽度の中枢神経系の症状（JCS で 1～3 または GCS で 13～14 に加え症候・検査項目 2 点以上

### 付記

注1）原発性の場合は概ね TSH 20μU/mL 以上，中枢性の場合はその他の下垂体前葉ホルモン欠乏症状に留意する．
注2）明らかに他の原因疾患（精神疾患や脳血管障害など）あるいは麻酔薬，抗精神薬などの投与があって意識障害を呈する場合は除く．しかし，このような疾患あるいは薬剤投与などは粘液水腫性昏睡の誘因となるため粘液水腫性昏睡による症状か鑑別が困難な場合，あるいはこれらの薬剤投与により意識障害が遷延する場合には誘因により発症した粘液水腫性昏睡の症状とする．
注3）鑑別すべき疾患
　橋本脳症は橋本病に合併する稀な疾患で，甲状腺機能は正常～軽度低下を示す．最も頻度の高い症状は意識障害であるが，精神症状（幻覚，興奮，うつ症状など），認知機能障害，全身けいれんなどを示す例もある．ステロイド反応性の脳症で，αエノラーゼの N 端に対する自己抗体が認められることが多い．

〔日本甲状腺学会ホームページ（http://www.japanthyroid.jp/）より〕

> **豆知識　橋本脳症**
>
> 橋本脳症は橋本病に合併する副腎皮質（ステロイド）ホルモン反応性のまれな脳症で，甲状腺機能は正常または軽度低下のことが多い．意識障害やけいれん，幻覚，興奮，うつなどの精神症状や認知機能障害を呈する．解糖系に関わる酵素であるホスホピルビン酸ヒドラターゼのひとつαエノラーゼのアミノ（N）末端に対する自己抗体が検出されている．

### 3）低 $T_3$ 症候群（非甲状腺疾患）

全身の消耗性疾患に伴う甲状腺ホルモンデータの異常で，基本的には甲状腺機能低下症ではありません．低 $T_3$ のみの状態から，進行すると低 $T_4$ になってきますが，TSH は基準値範囲内にとどまります．$T_4$ が非活性型のリバース $T_3$（$rT_3$）に転換されることによります．

**ポイント ▶ 低 $T_3$ 症候群は非甲状腺疾患での代償反応**

## 5　甲状腺機能低下症の診断の総括

- 原発性と中枢性に分けられる
- TSH のみ高値の場合は潜在性（原発性）甲状腺機能低下症というが，副腎皮質機能低下症や中枢性甲状腺機能低下症と紛らわしいことがある．
- 多くの薬剤が甲状腺機能低下症を引き起こす．
- 粘液水腫性昏睡と橋本脳症は別の疾患である．
- 非甲状腺疾患による低 $T_3$ 症候群は甲状腺機能異常とはいえない．

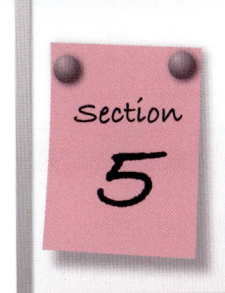

# Section 5 甲状腺機能低下症の治療

## 1 治療・管理の目標

　甲状腺機能低下症の治療目標は，甲状腺ホルモンを補充して機能の正常化を図ることです．特に小児では，成長障害をきたすため，早期に十分な治療が必要です．一方，出産後や破壊性甲状腺炎後などの場合は一過性甲状腺機能低下症の可能性が高く，経過を観察します．ヨウ素の過剰摂取が疑われる場合は，それを止めることで回復する場合があります．

**ポイント** ▶ 甲状腺機能低下症の治療目標は甲状腺ホルモンレベルの正常化

### 豆知識　食品中のヨウ素

　世界的にみれば，多くの国や地域がヨウ素欠乏状態にある．大陸の内陸部高地でヨウ素欠乏が著しい．ヨウ素が欠乏すると，甲状腺ホルモンの原料が不足するので，当然の結果として甲状腺機能低下症に陥る．TSHは上昇し，甲状腺はびまん性に腫大する．もっとも重要な障害は精神身体発達遅延（いわゆるクレチン症）を引き起こすことである．小児期の障害は不可逆的である．そのため，人為的にヨウ素が補われる．食塩に添加するのが一般的であるが，食パンや飲料水に加えられることもある．一方，わが国は島国であることから，日本人はふだんから海産物（図26）を口にしている．その結果，ヨウ素は過剰気味である．

図26 ■ 食品中のヨウ素含有量

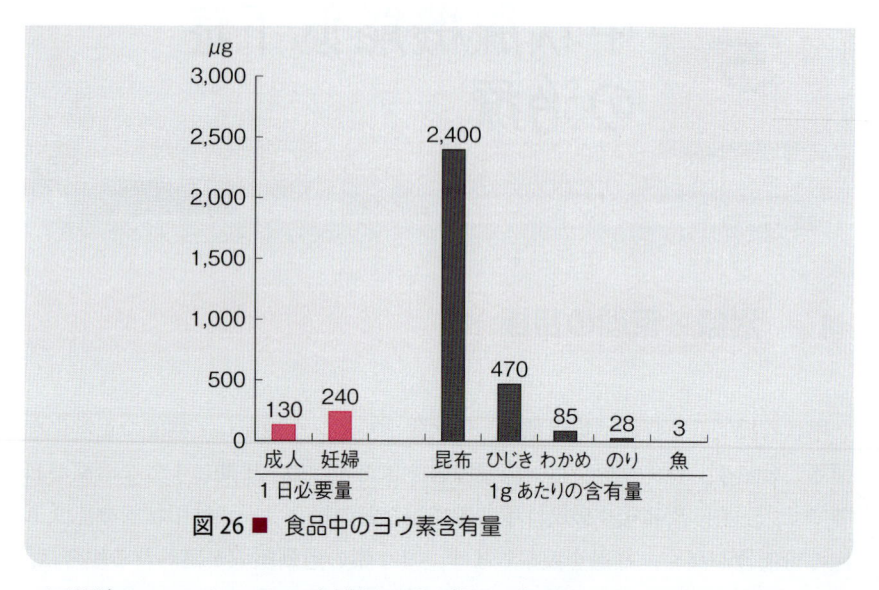

(グラフ: 1日必要量 — 成人 130μg, 妊婦 240μg; 1gあたりの含有量 — 昆布 2,400μg, ひじき 470μg, わかめ 85μg, のり 28μg, 魚 3μg)

　甲状腺ホルモンとしては，半減期が長く（約7日）吸収のよい合成 T₄ 製剤（チラーヂン S®，レボチロキシン Na®）が使われます．合成 T₃ 製剤（チロナミン®，サイロニン S®）の半減期は約1日で，心臓への悪影響が起こりやすいので，粘液水腫性昏睡など特殊な場合にしか用いられません．また，乾燥甲状腺末（チラーヂン®，チレオイド®）は動物（ウシやブタ）の甲状腺から精製されたもので，力価が安定しないので最近ではあまり用いられなくなりました．

**ポイント ▶ 甲状腺ホルモンの補充は合成 T₄ 製剤で**

## 2　治療・管理の実際

### 1）原発性甲状腺機能低下症の治療

　最初に一過性の可能性を吟味します．つまり，ヨウ素過剰摂取や造影剤による甲状腺機能低下症や無痛性甲状腺炎の回復期の可能性がある場合は2〜4週間後に再検査してみます．再検しても低下症である場合，治療はTSHの

正常化を目安に行います．合成 T4 製剤を少量（通常は 25μg）から開始し，TSH を指標に 2 〜 4 週毎に増量していきます．TSH（と FT4）が正常化したら，その投与量を維持します．高齢者や心疾患を有するケースでは，虚血性心疾患の誘発を防ぐため，より少量（12.5μg：25μg 錠なら半錠）で始めます．成人での必要量は体重 1kg あたり約 2μg/日で，吸収障害がなければ甲状腺を全摘したケースでも 50μg 錠で通常 3 〜 4 錠で維持できるはずです．眠前など，空腹時投与の方が吸収は良好です．

小児では，中等度から重度（マススクリーニグで TSH 30μg/mL 以上，骨成熟の遅延，臨床症状，甲状腺エコーの異常のいずれかを認める）の場合，10μg/kg/日が標準とされています．軽症では 3 〜 5μg/kg/日から始めます．治療開始後，2 週間以内に FT4 が基準範囲に入ること（1.0ng/dL 以上），4 週間以内に TSH が基準範囲まで低下し，維持することが目標です．

橋本病では Addison 病を合併することがあり，以前は Schmidt 症候群，最近は自己免疫性多内分泌腺症候群（APS）2 型とよばれています．副腎皮質機能低下症が疑われる場合は，まず副腎皮質（ステロイド）ホルモン薬を補充してから，甲状腺ホルモンを補充しないと副腎不全が悪化します．しかし，実際には甲状腺機能低下症の全例で副腎機能の評価を行うことは現実的ではありませんので，甲状腺ホルモンの補充によって症状が増悪する場合には本症を疑うことになります．

### 豆知識　自己免疫性多内分泌腺症候群（APS）

APS は 1 〜 4 型に分類される．

- 1 型: autoimmune regulator（*AIRE*）遺伝子の異常による．Addison 病（特発性副腎皮質機能低下症），特発性副甲状腺機能低下症およびカンジダ症（細胞性免疫の低下による）を合併し，HAM 症候群（hypoparathyroid-Addison-monilialis），さらに，外胚葉性形成異常を伴い，APECED 症候群（autoimmune polyendocrinopathy-candidiasis-ectodermal dystrophy）とよばれる．
- 2 型: HLA-DR 3, 4 に関連している．

> 橋本病やBasedow病の自己免疫性甲状腺疾患とAddison病を合併すればSchmidt症候群，さらに1型糖尿病を合併すればCarpenter症候群とよばれる．
> - 3型：自己免疫性甲状腺疾患と1型糖尿病の合併．Addison病の合併がないもの
> - 4型：上記以外の自己免疫性内分泌疾患組み合わせ．自己免疫性甲状腺疾患は含まない．
>
> *Addison病では抗21水酸化酵素（P450c21）抗体，抗17α水酸化酵素（P450c17）抗体，抗コレステロール側鎖切断酵素（P450scc）などの抗副腎（皮質）抗体．1型糖尿病では抗グルタミン酸脱炭酸酵素（GAD）抗体，チロシン脱リン酸化酵素（IA-2）抗体などの抗膵（ランゲルハンス）島抗体が陽性になる．

　維持量に達したら，半年〜1年に1度の検査で管理します．夏に高く，冬に低くなりやすいので，著者は夏と冬に検査しています．特に，橋本病では，ヨウ素の過剰摂取や薬剤，妊娠・出産などで変動しやすいので注意します．妊娠中の甲状腺機能低下症は胎児の知能・発達障害を，産後は無痛性甲状腺炎を発症しやすいので，患者さんが妊娠されたら専門医に相談するのが望ましいでしょう．

　甲状腺機能低下症は多くの場合，生涯にわたる補充が必要ですが，変動することもあり，定期的な検査は必要です．破壊性甲状腺炎後や薬剤性など一過性のものもあるので，一度補充を始めたものでも，TSHが下がってくるようなら減量を試みます．

**ポイント** ▶ 甲状腺ホルモン薬の補充は少量から

> **豆知識　甲状腺ホルモン製剤**
>
> 先の東日本大震災時に，甲状腺ホルモン製剤シェアの98％を占めるあすか製薬の製造工場（福島県いわき市）が被害を受け，供給が一時ストップしたことは記憶に新しい．甲状腺ホルモン製剤は，合成$T_4$製剤，合成$T_3$製剤，乾燥甲状腺に大別されるが，主に用いられるのは合成$T_4$製剤（レボチロキシンナトリウム水和物）である．理由は，もともと甲状腺で主につくられているのが$T_4$であり，$T_3$は末梢の脱ヨウ素酵素で変換されていることと，合成$T_4$製剤の血中半減期が健常人で1週間（代謝の遅れる甲状腺機能低下症では10日間）であるのに対し，合成$T_3$製剤（リオチロキシンナトリウム）は内服後3時間で血中濃度はピークに達し，半減期も1日と短く，血中濃度の変動が大きいためである．ちなみに，あすか製薬の合成$T_4$製剤はチラーヂン®S錠とS散であり，チラーヂン®は乾燥甲状腺である．乾燥甲状腺はウシやブタの甲状腺を乾燥させたもので，$T_4$と$T_3$が混在していること，ロット毎にその構成比にバラツキがあることから最近はほとんど用いられていない．合成$T_4$製剤には他に，サンド製薬のレボチロキシンNa®がある．

## 2）潜在性甲状腺機能低下症の治療

　TSHのみ高い場合をいいますが，TSHの正常化をどこまで（対象と目標）するかは議論のあるところです．つまり，治療対象を年齢や全身状態に応じてかえるのか，目標値の設定を加減するのかということです．まずは一過性でないことを確かめるため，1カ月程度海藻類を控えてもらって再検査します．持続性であることが確認されたら，甲状腺ホルモン薬補充の適応であるかどうかを検討します．潜在性甲状腺機能低下症では脂質異常症や心血管合併症の頻度が高くなり，治療により脂質異常は改善し心機能もよくなることがわかっています．認知能力や記憶能力も改善します．一方で，心房細動や骨粗鬆症など過剰治療による合併症といった治療によるリスクもあるので，症例を選んで治療します．現時点のコンセンサスは，機能低下症状を訴えるものや脂質異常を認

めるもの，TSH が 10μU/mL 以上のものは治療します．甲状腺腫を認めるものは縮小が期待されます．また，妊婦または挙児希望者では，TSH 2.5μU/mL 以下を目標に積極的に治療します．潜在性甲状腺機能低下症により不妊症，流早産，胎児の知能・発達障害が増加するといわれているからです．一方，高齢者や冠動脈疾患，不整脈を合併するケースでは治療をするかどうかは慎重に判断します．

**ポイント ▶ 潜在性甲状腺機能低下症の治療のゴールはケースバイケース（図 27）**

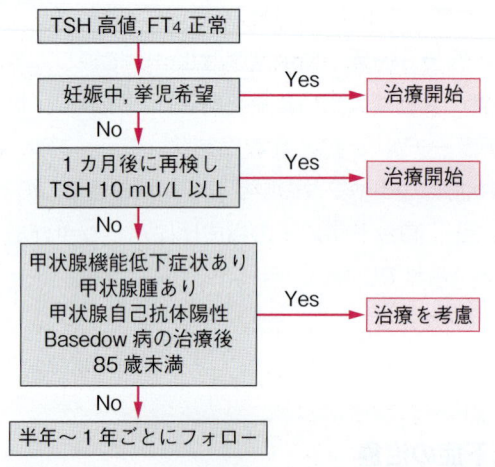

図 27 ■ 潜在性甲状腺機能低下症─診断と治療のフローチャート（一例）

**豆知識　TSH の正常範囲**

　現時点で TSH の正常範囲は国際的には 0.45〜4.5mU/L（μU/mL）である．しかし，正常人 TSH のほとんどが 2.5 以下であること，2.5〜4.5 の集団では甲状腺機能低下症になる頻度が高いことから，正常上限を 2.5 にすべきだという意見もある．特に妊婦では TSH を 2.5 以下にするようにガイドラインで推奨されている（妊娠前と妊娠前期は 2.5 以下，妊娠後

期は3.0以下)．一方，高齢者では生理的にTSHの正常上限が上がるとすると，潜在性甲状腺機能低下症の診断には考慮が必要となる．

### 豆知識　加齢による甲状腺機能の変化

　加齢による甲状腺機能の変化については多くの報告があるが，結果は一定していない．その理由として，人種の差とヨウ素摂取量の差が考えられている．ヨウ素摂取量の少ない地方ではTSHは加齢とともに低下するが，米国や日本などヨウ素摂取量の多い地域ではTSHは加齢とともに上昇する（図28）．FT4はいずれもほとんど変化しない．ヨウ素欠乏地域でTSHが低下する理由として，加齢により中毒性多結節性甲状腺腫（TMNG）が増加するためといわれている．一方，ヨウ素過剰地域では，TSHが高い超高齢者でTSH受容体のポリモルフィズム（遺伝子多型）が確認されている．つまり，TSHの高いグループが長生きである可能性がある．

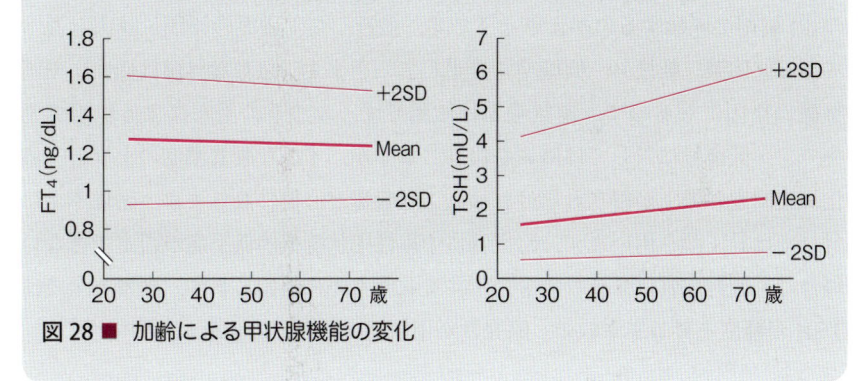

図28 ■ 加齢による甲状腺機能の変化

## 3）中枢性甲状腺機能低下症の治療

　TSHは指標にならないのでFT4の正常化を目安にします．中枢性の場合は，ACTH分泌不全を伴っていることが多いので，下垂体の機能評価を行い，ACTH分泌不全があるようならまず副腎皮質（ステロイド）ホルモン薬を補充します．その後，FT4を指標に甲状腺ホルモンを補充します．

> **ポイント** ▶ 中枢性甲状腺機能低下症の治療の目安は FT$_4$

### 4）薬剤性甲状腺機能低下症の治療

　原疾患のため，原因薬剤が中止できないことが少なくありません．その場合は，合成 T$_4$ 製剤で治療を行います．原因薬剤の投与が終了して甲状腺機能が正常化すれば，甲状腺ホルモンの補充も必要ありません．併用により甲状腺ホルモン薬の吸収が阻害される場合は，間隔をあけて内服します．たとえば，合成 T$_4$ 製剤の就寝前投与は食後投与よりも吸収が良好です．

> **ポイント** ▶ 原因薬剤は無理に中止せずに甲状腺ホルモン薬で調整

### 5）粘液水腫性昏睡の治療

　粘液水腫性昏睡の治療方法については学会でまだ検討途中ですが，これまでの症例報告の結果を考慮すると，経鼻胃管から，中等量までの T$_4$ 製剤と少量の T$_3$ 製剤で開始するのがよさそうです．並行して，昏睡の原因・誘因となっている低体温，低換気，低循環を是正していきます．急激な昇温は低血圧や不整脈の原因になるので，電気毛布は使用せず，ふつうの毛布による保温で十分です．低換気に対しては酸素を投与しますが，十分な酸素濃度の上昇と二酸化炭素濃度の低下が得られなければ人工呼吸器が必要になります．循環不全に対しては昇圧薬を用います．治療時に中枢性甲状腺機能低下症が否定できない場合は，副腎皮質（ステロイド）ホルモン薬を先に開始します．副腎不全では TSH が軽度上昇しますので，原発性か中枢性の判断には注意が必要です．

> **ポイント** ▶ 粘液水腫性昏睡は中等量までの T$_4$ 製剤と少量の T$_3$ 製剤で開始

### 6）低 T$_3$ 症候群（非甲状腺疾患）の治療

　基本的に甲状腺機能低下症ではないので，甲状腺ホルモンを補充する必要はありません．全身状態が改善すれば T$_3$（と T$_4$）は正常化します．

**ポイント** ▶ 低 $T_3$ 症候群に治療は不要

## 3　甲状腺機能低下症の治療の総括

- 甲状腺機能低下症ではほとんどの場合，生涯にわたる甲状腺ホルモンによる補充が必要であるが，適正な量であれば副作用はない．
- 橋本病で甲状腺機能が正常であれば治療の必要はない．
- ヨウ素の過剰摂取で甲状腺機能低下症になることがあるので，特に昆布は控える．CT などヨウ素系の造影剤を用いた検査の後に甲状腺機能異常をきたすことがある．
- 妊娠・出産で変動しやすいので，受診し，定期的に検査を受ける．

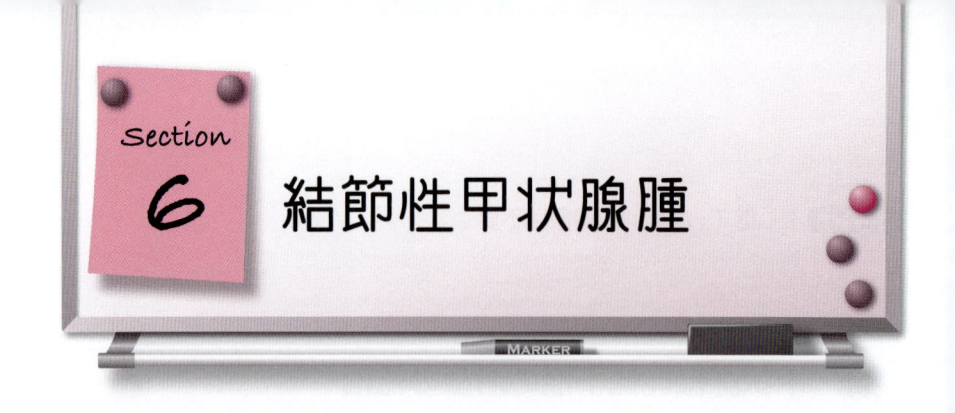

# Section 6 結節性甲状腺腫

## 1 甲状腺腫瘍

　まず甲状腺の結節は腫瘍性病変と非腫瘍性病変に分けられます．非腫瘍性病変には囊胞や腺腫様甲状腺腫などがあります．腺腫様甲状腺腫は腫瘍ではなく過形成に分類されています．ちなみに成長ホルモン産生下垂体腫瘍（先端巨大症）では大腸ポリープに加え，しばしば腺腫様甲状腺腫を合併しますが，成長ホルモンによる過剰な刺激のためです．腫瘍性病変は良性腫瘍である濾胞腺腫と悪性腫瘍に分けられます（図29）．主に治療の対象となるのは，良性では

甲状腺囊腫　　　　　　　腺腫様甲状腺腫

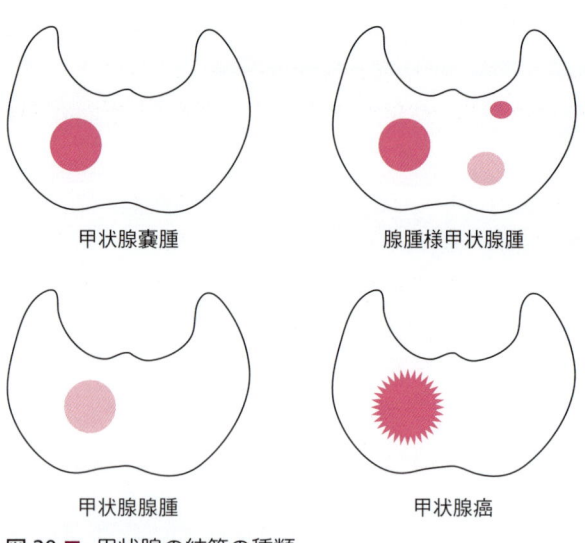

甲状腺腺腫　　　　　　　甲状腺癌

図29 ■ 甲状腺の結節の種類

104

機能性腺腫（Plummer 病），および悪性の甲状腺癌や悪性リンパ腫です．甲状腺癌は，癌全体からみると比較的まれな部類に入りますが，内分泌系では最も頻度が高い悪性腫瘍です．臨床上は，高分化癌（乳頭癌と濾胞癌）と低分化癌（髄様癌と未分化癌）の 2 つのカテゴリーに分類されます（高分化癌，低分化癌，未分化癌に分ける場合もある）．高分化癌が大部分を占め，通常は治癒可能です．低分化癌の発生はきわめてまれですが，浸潤性で早期に転移し，予後はきわめて不良です．

> **ポイント** ▶ 悪性の甲状腺結節は高分化癌（乳頭癌と濾胞癌）と低分化癌（髄様癌と未分化癌）に分けられる

## 2 頻度と予後

　国立がんセンターがん対策情報センター集計によると，日本における甲状腺癌の癌全体に占める割合は約 1.4％です．年間診断数は約 1 万人，人口 10 万人あたり約 7 人です．男性よりも約 3 倍女性に多く，通常は 15 歳以上で発生し，30 歳代から急増し 60 歳代後半〜70 歳代前半でピークになります．したがって，チェルノブイリでは小児の甲状腺癌が増えたため問題になりました．甲状腺結節における，癌の全発生率は約 10％です．種類別では，乳頭癌が最も多く 92％，次いで濾胞癌 5％，未分化癌 1.4％，髄様癌 1.3％の順です．生存率は比較的高く，甲状腺癌全体の 5 年生存率は 90％以上になります．甲状腺癌による年間死亡率は癌全体の死亡率の 0.5％ですが，死亡率は年齢とともに増加します．特に 60 歳代後半から顕著に増加し，女性は男性の 2 倍です．癌の組織型は予後を決定する重要な因子です．10 年生存率は，乳頭癌で 93％，濾胞癌で 85％，髄様癌で 75％，未分化癌で 14％です．

> **ポイント** ▶ 甲状腺高分化癌の予後は良好

> **ガイドライン** WHO 甲状腺腫瘍病理組織分類

### a. 乳頭癌
特殊型
  1）濾胞型　　　　　　2）被包型
  3）大濾胞型　　　　　4）好酸性（膨大）細胞型
  5）びまん性硬化型　　6）高細胞型
  7）篩（・モルラ）型　付　微小癌

### b. 濾胞癌
浸潤様式からみた分類　　特殊型
  1）微少浸潤（被包）型　　1）好酸性細胞型
  2）広汎浸潤型　　　　　　2）明細胞型

### c. 低分化癌
### d. 未分化癌
### e. 髄様癌（C 細胞癌）
### f. 悪性リンパ腫

〔甲状腺癌取扱い規約（第 6 版，2005 年，甲状腺外科研究会）より〕

## 3　診断の手順

　まず，腫瘍増大の速度，疼痛や嗄声の有無，放射線暴露の既往，髄様癌の家族歴について確認します．嗄声，嚥下困難，咳，呼吸困難の症状があれば癌を疑います．診察では結節の硬度と嚥下による可動性（周囲との癒着の有無），リンパ節腫大を確認します．結節の周囲への固定，リンパ節腫脹，4cm 以上の結節では癌を疑います．次は画像診断です．超音波検査では，結節の性状〔エコー輝度や点状高エコー（石灰化）の有無〕，甲状腺外への浸潤，リンパ節腫大の有無を確認します．最近，エラストグラフィといってエコーで腫瘍の硬さ（組織弾性度）を表現するモダリティが開発されています．しかし，現時点では定量化までには至らず，診療点数もついていません．CT や MRI は局所浸潤や遠隔転移の判定に有用です．$^{201}$Tl シンチグラフィは甲状腺分化癌に取り込まれますが，甲状腺腺腫にも集積しますので，良悪性の鑑別には向きません．

むしろ，細胞診などで乳頭癌や濾胞性腫瘍，髄様癌と診断された後に転移の全身検索に有用です．同様に，$^{67}$Ga シンチグラフィは未分化癌や悪性リンパ腫で取り込まれ，甲状腺分化癌や甲状腺腺腫にはほとんど集積しません．ただし，扁平上皮化生した乳頭癌には集積します．慢性甲状腺炎，亜急性甲状腺炎，急性化膿性甲状腺炎などの炎症性病変にも取り込まれますので，未分化癌や悪性リンパ腫の診断自体には用いず，やはり診断確定後の転移の全身検索として利用されます．

　$^{18}$F-FDG-PET も同様です．橋本病や腺腫様甲状腺腫などの良性疾患でも取り込まれますので，悪性腫瘍と診断された後の全身検索に用いられます．最近は，$^{18}$F-FDG-PET は $^{201}$Tl シンチグラフィや $^{67}$Ga シンチグラフィのかわりになりつつあります．髄様癌の約半数はカテコラミン代謝能を有し，$^{131}$I-MIBG が集積します．やはり，再発巣や転移巣の検出に用いられます．

**ポイント ▶ 甲状腺腫瘍の画像検査はエコーが基本**

　さて，良悪性の診断には，エコーガイド下に穿刺吸引細胞診を行います．乳頭癌では，微細顆粒状クロマチン（核小体が不明瞭なスリガラス様核），核内細胞質封入体，核溝などが特徴的です．細胞診は手技上の問題で偽陰性がありえますので，特に増大傾向のあるものについては再検します．再検により正診率は 90％から 98％に上昇したというデータがあります．髄様癌では紡錘型で癒着性の低い細胞がみられます．アミロイドを認めます．一方，濾胞癌の診断は細胞診のみではできません．濾胞性腫瘍と診断されたら臨床所見とエコー所見を合わせて総合的に判断しますが，確定診断は摘出標本での組織診断に委ねられます．血液検査では基本的に甲状腺機能（FT$_4$ と TSH）は正常です．サイログロブリンは，良悪性の鑑別にはなりませんが，甲状腺全摘術後の再発の指標になります．髄様癌では，カルシトニンや CEA が上昇します．

**ポイント ▶ 甲状腺癌の 90％以上を占める乳頭癌は細胞診で診断**

### 豆知識　甲状腺腫瘍のエコー所見

|  | 形状 | 境界 | 境界部低エコー帯 | 内部エコー レベル | 内部エコー 性状 | 高エコー |
|---|---|---|---|---|---|---|
| 良性 | 整 | 明瞭・平滑 | 整 | 高〜低 | 均一 | 粗大・単発 |
| 悪性 | 不整 | 不明瞭・粗造 | 不整 | 低 | 不均一 | 微細・多発 |

〔甲状腺超音波診断ガイドブック（日本乳腺甲状腺超音波診断甲状腺班）より〕

## 4 甲状腺癌の病期分類

乳頭癌／濾胞癌，髄様癌，未分化癌にはそれぞれ異なる病期分類が推奨されています．

### ガイドライン　甲状腺癌の病期分類

| 病期分類 | 細胞分類とTMN分類 |||
|---|---|---|---|
| \multicolumn{4}{c}{45歳未満の乳頭癌および濾胞癌} ||||
| I | すべてのT | すべてのN | M0 |
| II | すべてのT | すべてのN | M1 |
| \multicolumn{4}{c}{45歳以上の乳頭癌／濾胞癌，および髄様癌} ||||
| I | T1 | N0 | M0 |
| II | T2 | N0 | M0 |
| III | T3 | N0 | M0 |
| IVA | T1-3 | N1a | M0 |
|  | T1-3 | N1b | M0 |
|  | T4a | すべてのN | M0 |
| IVB | T4b | すべてのN | M0 |
| IVC | すべてのT | すべてのN | M1 |
| \multicolumn{4}{c}{未分化癌} ||||
| IVA | T4a | すべてのN | M0 |
| IVB | T4b | すべてのN | M0 |
| IVC | すべてのT | すべてのN | M1 |

### 豆知識　TMNの定義

**原発腫瘍（T）**
多病巣性腫瘍は最も大きい腫瘍に基づいて分類し，（m）を付す．

- TX：原発腫瘍の評価が不可能
- T0：原発腫瘍を認めない
- T1：甲状腺に限局し最大径が2cm以下の腫瘍（T1a：≦1cm，T1b：≦2cm）
- T2：甲状腺に限局し最大径が2cmをこえ4cm以下の腫瘍
- T3：甲状腺に限局し最大径が4cmをこえる腫瘍，または甲状腺外への微少浸潤を認める腫瘍（胸骨甲状筋または甲状腺周囲軟部組織への進展）
- T4a：大きさを問わず，甲状腺の被膜をこえて進展し，軟部皮下組織，喉頭，気管，食道，または反回神経に浸潤する腫瘍
- T4b：椎骨前筋の被膜に浸潤するか，頸動脈または縦隔血管を包み込む腫瘍

すべての未分化癌はT4の腫瘍とみなされる．
- T4a：甲状腺内未分化癌 – 外科的に切除可能
- T4b：甲状腺外未分化癌 – 外科的に切除不可能

**所属リンパ節（N）**
所属リンパ節は，頸部中央，頸部外側，および上縦隔リンパ節である．
- NX：所属リンパ節の評価が不可能
- N0：所属リンパ節転移なし
- N1：所属リンパ節転移あり
- N1a：頸部中央区域リンパ節に転移あり
- N1b：片側または両側の頸部外側区域または上縦隔リンパ節に転移あり

**遠隔転移（M）**
- MX：遠隔転移の評価が不可能
- M0：遠隔転移なし
- M1：遠隔転移あり

## 5　癌の危険因子

　幼児期および学童期に，頭頸部の良性疾患に対して放射線照射歴がある場合，甲状腺癌のリスクが高くなります．癌の発症は，放射線照射から5年後のこともあれば，20年以上後に起こることもあります．核施設の事故等による放射

線暴露も，特に小児において甲状腺癌のリスクとなります．その他の危険因子として，甲状腺腫の病歴，甲状腺疾患の家族歴，女性，アジア系人種，体重の増加があげられています．

> **ポイント** ▶ 放射線暴露は小児甲状腺癌のリスク

## 6 予後因子

　高分化癌の予後は，被膜外浸潤または脈管侵襲のない40歳未満のケースで良好です．特に年齢は単独の最も重要な予後因子とされています．逆に，有害因子としては，45歳以上，腫瘍径4cm以上（$T_2 \sim T_3$），甲状腺外浸潤（$T_4$），遠隔転移であり高リスクとしています．リンパ節転移の予後に関する意義については，見解は一致していません．年齢（A），転移（M），拡がり（E）および大きさ（S），つまり「AMES」によるリスク評価の判断基準によって低リスクであるとされるのは，「遠隔転移を示さない50歳未満の女性および40歳未満の男性」です．また，「より高齢でも原発腫瘍が5cm以下であり，甲状腺外への肉眼的浸潤を示さない乳頭癌，または明らかな被膜浸潤および血管侵襲がない濾胞癌」も低リスクに含まれます．この基準に基づいて検討すると，20年生存率は，低リスクグループで98％，高リスクグループで50％になります．

> **ポイント** ▶ 危険因子は45歳以上，腫瘍径4cm以上，甲状腺外浸潤，遠隔転移

# Section 7 甲状腺腫瘍の診断

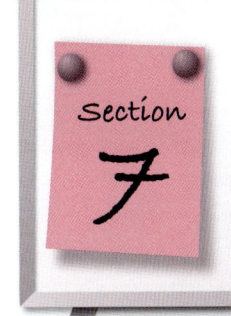

## 1 良性の腫瘍

　嚢胞や腺腫様甲状腺腫などの非腫瘍性病変と濾胞腺腫は実際には区別し難いことの方が多いです．嚢胞のようにみえても，壁在結節に乳頭癌が潜んでいることもあります．嚢胞として経皮的エタノール注入療法（PEIT）を施行されて，のちに未分化癌になったケースがありました（図30）．したがって，非腫瘍性病変と良性腫瘍を区別するというよりは，良性結節と悪性結節をみきわめる方に主眼がおかれます．超音波とエコーガイド下穿刺吸引細胞診で診断します．

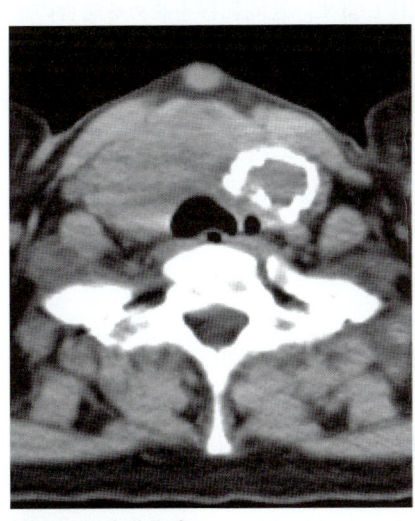

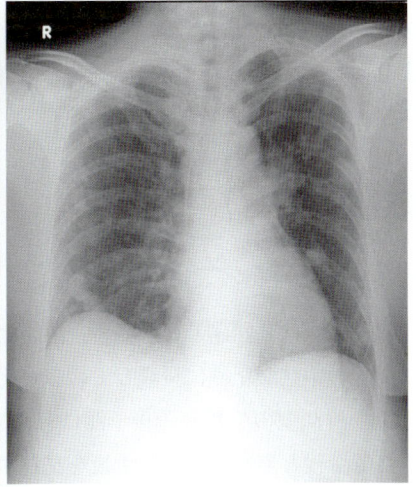

図30 ■ 未分化癌

> **ポイント** ▶ 甲状腺結節にはまずエコーと細胞診

## 2 悪性の腫瘍

### 1) 乳頭癌

　細胞診で乳頭癌と診断されたら病期分類を行います．45歳未満で遠隔転移がないか，甲状腺に限局した2cm以下の乳頭癌はⅠ期に分類されます．半数に多発病巣を認めます．45歳未満で遠隔転移を認めるか，45歳以上で腫瘍径2〜4cmの甲状腺に限局しているものはⅡ期です．50〜80％で多発病巣を認めます．45歳以上で甲状腺に限局する4cm以上の腫瘍か，サイズにかかわらず甲状腺外への進展が一定の部位に限られているものはⅢ期に分類されます．しかし，頸部の隣接組織に浸潤している場合の予後は，甲状腺に限局しているものよりも不良です．45歳以上で甲状腺の被膜を超えて頸部軟組織へ浸潤するか，頸部リンパ節転移や遠隔転移を認める腫瘍はⅣ期です．所属リンパ節への転移が多く，まれに肺や骨に遠隔転移します．遠隔転移を認める場合の予後は不良です．ほとんどの乳頭癌はいくらかの濾胞状構造を含み，乳頭状構造より多いこともありますが，それが予後を左右することはないようです．10年生存率は93％です．

> **ポイント** ▶ 乳頭癌の予後は良好

### 2) 濾胞癌

　病期分類は乳頭癌と共通です．濾胞癌と濾胞腺腫の鑑別点は，被膜を貫通して周辺の甲状腺組織に浸潤しているかどうかです．病理組織による広汎浸潤型と微少浸潤型の分類が予後予測に有用です．45歳未満では，リンパ節転移の有無は予後と無関係です．予後を左右する因子は頸部組織への浸潤と脈管侵襲（広汎浸潤型）で，血行性に肺や骨へ転移する傾向があります．遠隔転移を認

める場合の予後は不良です．濾胞癌の10年生存率は85％です．

> **ポイント** ▶ 濾胞癌の診断には組織診が必要

> **豆知識 微少浸潤型と広汎浸潤型濾胞癌**
> - 微少浸潤型：浸潤部位が組織学的に少数存在する場合
> - 広汎浸潤型：肉眼的または顕微鏡的に，周囲甲状腺組織に広範囲に浸潤部位が存在する場合

## 3）髄様癌

　全甲状腺癌の3～4％を占めます．腫瘍は硬くて，血管侵襲を伴うことが多く，約半数に所属リンパ節への転移を認めます．予後は外科的切除の完全性によって決まりますが，予後を不良にする因子に，高齢，病期（原発腫瘍の大きさ，リンパ節転移，遠隔転移），再発および多発性内分泌腫瘍症（MEN）2Bがあります．5年生存率は86％，10年生存率は65％です．孤発性と家族性があり，孤発性の腫瘍は通常片側性，家族性ではほとんどが両側性です．髄様癌の3～4割が家族性です．また，家族性の多くは多発性内分泌腫瘍症2型（MEN2）とよばれる他の内分泌器官の良性あるいは悪性腫瘍と関連しています．これらはいずれも常染色体優性遺伝で家系内に腫瘍が多発し，どのタイプでも副甲状腺および副腎腫瘍についてスクリーニングを実施する必要があります．

> **豆知識 遺伝性の髄様癌**
> - MEN2A：副腎褐色細胞腫と副甲状腺過形成または腺腫を合併（70％），Sipple症候群ともいう．
> - MEN2B：副腎褐色細胞腫と多発性粘膜神経腫を合併（10％）
> - FMTC：髄様癌のみを発症する家族性甲状腺髄様癌（20％）

　髄様癌はカルシトニンを分泌し，ホルモン性腫瘍マーカーとして，診断お

よび治療後の追跡に用いられます．カルシトニンは臨床的には潜在癌（0期）であっても末梢血液から検出できるため，家族のスクリーニングに用いられています．また，*RET*遺伝子（受容体型チロシンキナーゼをコード）の突然変異の分析でさらに正確な診断が可能です．現時点で，MEN2Aで12種類，MEN2Bで2種類，FMTCで22種類の*RET*遺伝子変異が確認されています．家族性，孤発性を問わず，すべてのケースに*RET*遺伝子変異の検査を実施すべきで，その結果が陽性であれば家族にも検査を実施する必要があります．その結果，高リスクの変異保因者である家族では予防的甲状腺切除術が推奨されています．また，日本のガイドラインでは全例で*RET*遺伝子検査を行うことを勧めています．

**ポイント ▶ 髄様癌では家族性に注意**

### 4）未分化癌

　未分化癌はきわめて悪性度の高い甲状腺癌で，すべてⅣ期に分類します．急速に増殖し，甲状腺外の組織に進展します．硬く，境界不明瞭な腫瘍であり，しばしば甲状腺の周辺組織への進展を伴います．5年生存率は低く，通常，診断後数カ月以内に死亡します．減量手術や拡大手術が予後改善につながるという根拠はありませんが，長期生存例では根治手術がなされたものが多いことも事実です．転移未分化癌の1年生存率は20〜35％，5年生存率は5〜14％と報告されています．乳頭癌や濾胞癌の分化癌が未分化癌に転化することがあります．分化癌のケースで，急に大きくなったり，硬くなったり，可動性がなくなったりした場合，呼吸困難や嚥下障害が出現した場合は未分化転化を疑います．

**ポイント ▶ 未分化癌の予後はきわめて不良**

### 5）その他の癌

　甲状腺には，肉腫，リンパ腫，扁平上皮癌，奇形腫など甲状腺癌以外の原発腫瘍が発生することがあります．また，特に肺癌や乳癌，腎癌のような他の癌

の転移部位となることもあります．悪性リンパ腫では数倍の頻度で基礎に橋本病を認めます．悪性リンパ腫はB細胞とT/NK細胞の2系列に分けられますが，頻度の高いものはB細胞腫瘍です．びまん性大細胞型B細胞リンパ腫（DLBCL），粘膜関連リンパ組織（MALT）型辺縁帯B細胞リンパ腫（MZBL），濾胞性リンパ腫，マントル細胞リンパ腫がおもな腫瘍ですが，甲状腺悪性リンパ腫のほとんどはDLBCLです．

**ポイント ▶ 甲状腺悪性リンパ腫の多くは橋本病から**

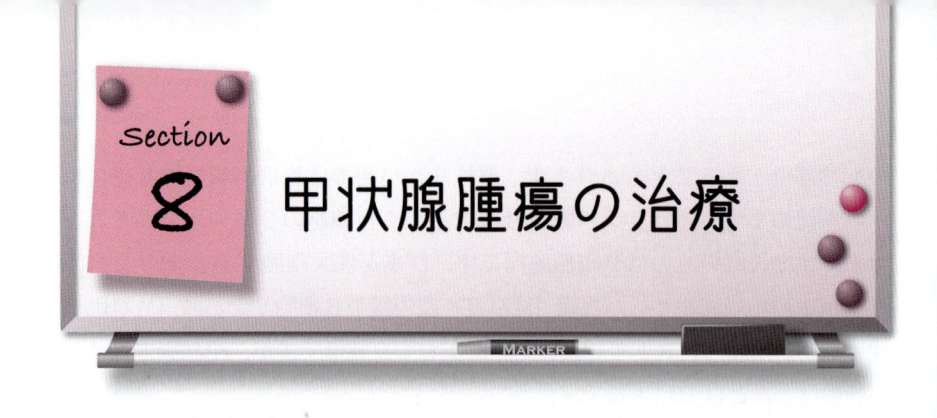

## Section 8 甲状腺腫瘍の治療

### 1 良性の腫瘍

　まず，良性結節の取り扱いですが，自然に縮小するもの，増大するものがあります．50％以上の変化は縮小0～20％，増大4～22％です．TSH抑制療法の効果はメタアナリシスでは否定的です．ただし，TSHが高値のものは正常下限値くらいまで下げておきます．囊胞性病変を伴う場合は穿刺排液します．再貯留を認める場合はPEITの適応になります．機能性結節（Plummer病）に対してもPEITが行われることがあります．良性結節の取り扱いの基本は経過観察ですが，手術が選択される場合があります．

> **ポイント** ▶ 機能性結節は良性でも治療が必要

> **豆知識　経皮的エタノール注入療法（PEIT）**
> 　甲状腺腫瘤に無水エタノールを注入し，直接的に，あるいは，微小血管の壊死や閉塞による血流障害で間接的に，囊胞壁や腫瘍の組織を傷害，壊死させる治療法である．これを2～3週おきに数回繰り返す．囊胞性腫瘤やPlummer病がおもな適応疾患である．

> **豆知識　甲状腺良性腫瘍の手術適応**
> 1. 大きい（平均 4cm 以上）
> 2. 増大している
> 3. 圧迫などの症状がある
> 4. 美容上の問題
> 5. エコーで癌が否定できない
> 6. 細胞診で癌が否定できない
> 7. 縦隔内へ進展している
> 8. 機能性結節である（Plummer 病）
> 9. サイログロブリン値が高い（1,000ng/dL 以上）

## 2　悪性の腫瘍

　甲状腺癌のおもな治療方法として，外科手術，内分泌療法，内照射療法，外照射療法，化学療法（抗癌薬），分子標的薬があります．

### 1）乳頭癌と濾胞癌

- 原発巣に最適な治療法は摘出手術です．Ⅰ期やⅡ期では甲状腺全摘出か葉切除が選択されます．どちらの方法を選択するかは，主として年齢および結節の大きさによります．術後の生存率はほぼ同じですが，合併症および局所再発の発生率に差がみられます．所属リンパ節については手術時に生検を実施し，転移が確認されれば選択的に除去します．Ⅰ期，Ⅱ期では根治的頸部郭清によって再発率は低下しますが，生存率の向上はみられないため通常は行われません．ただし，広汎浸潤型濾胞癌では遠隔転移のリスクが高いため甲状腺全摘術が選択されます．Ⅲ期ではまず，甲状腺全摘と転移リンパ節や甲状腺外に及ぶ腫瘍部位の切除を行います．Ⅳ期では $^{131}$I を全く取り込まない腫瘍に対し，限局する転移，特に症候性の転移の切除を検討します．リンパ節転移を治療するだけでしばしば効果が得られます．

- 内分泌療法とは甲状腺濾胞細胞由来の癌においては TSH が腫瘍の増殖因子として働くことから，術後に甲状腺ホルモン製剤による TSH 抑制療法を行います．再発率の低下が確認されています．癌が持続している症例では血清 TSH は $0.1\,\mu$U/mL 未満に，現在癌がない場合，高リスク群では 5 ～ 10 年間 TSH を $0.1 \sim 0.5\,\mu$U/mL に，低リスク群では正常下限（$0.3 \sim 2\,\mu$U/mL）に維持します．IV 期で $^{131}$I に感受性のない多くの病巣にも，T4 製剤による TSH の抑制は有効です．

- 内照射療法とはヨウ素の取り込み能力を保持している甲状腺濾胞細胞由来の癌に対し $^{131}$I を投与して，癌細胞の破壊を徹底することです．腫瘍が $^{131}$I の取り込みを示す場合は甲状腺全摘出後に $^{131}$I による治療を実施します．高リスクのケースでは再発率が低下しますが，1cm 未満のいわゆる微小乳頭癌では外科手術できわめて良好な予後が得られますので，$^{131}$I 治療を追加してもそれ以上の予後の改善は期待できません．逆に，IV 期では $^{131}$I 治療が第一選択です．遠隔転移部位の治療は根治的ではなくても，かなりの緩和が得られます．

- $^{131}$I の取り込みがわずかであり奏効しない限局病巣には外照射療法を実施します．

- さらに $^{131}$I が奏効しないとき，化学療法によって長期の完全奏効（すべての標的病変の消失が 4 週間以上続くと定義されています）が得られる場合があります．古くからある抗癌薬としてはドキソルビシンやシスプラチンが用いられます．チロシンキナーゼ阻害薬は VEGFR，EGFR，RET，BRAF を標的とした経口分子標薬です．ソラフェニブ（ネクサバール®），パゾパニブ（ボトリエント®），ゲフィチニブ（イレッサ®）が試みられています．その他，COX-2 阻害薬のセレコキシブや多発性骨髄腫の治療薬として再評価されているサリドマイド誘導体などの臨床試験が行われています．

**ポイント** ▶ 乳頭癌および濾胞癌の治療方法

**II 期**
(1) 外科手術：全摘出または葉切除．転移リンパ節の切除．
(2) 内分泌療法（TSH 抑制療法）．
　　癌の持続例では血清 TSH は 0.1 μU/mL 未満に，癌がない場合は 5〜10 年間，高リスク群では TSH を 0.1〜0.5 μU/mL，低リスク群では正常下限（0.3〜2 μU/mL）に維持．
(3) 内照射療法

**III 期**
(1) 外科手術：甲状腺全摘出，転移リンパ節，甲状腺外に及ぶ腫瘍部位の切除．
(2) 内分泌療法：TSH 抑制療法．
(3) 内照射療法：腫瘍が $^{131}$I の取り込みを示す場合，甲状腺全摘出後に $^{131}$I 治療．
(4) 外照射療法：$^{131}$I の取り込みがわずかである場合．

**IV 期**
(1) 内照射療法：$^{131}$I 治療が第一選択肢．遠隔転移部位の緩和効果．
(2) 外照射療法：$^{131}$I が奏効しない限局病巣．
(3) 外科手術：$^{131}$I を取り込まない腫瘍に，症候性・限局性転移，リンパ節転移の切除．
(4) 内分泌療法：$^{131}$I に感受性のない病巣にも有効．
(5) 化学療法：$^{131}$I が奏効しない時，化学療法で長期完全寛解が得られる場合あり．
(6) 臨床試験：上記治療が奏効しない場合，臨床試験の候補として検討．

### 豆知識　全摘出と葉切除

　甲状腺全摘出を行う根拠は両葉の多中心性病巣の発生率が高いこと，残存腫瘍が未分化転化する可能性があることと追跡時の甲状腺スキャンに有利であることである．甲状腺全摘出は上皮小体機能低下症を引き起こすが，対側にわずかな組織を残せばこの合併症を減少しうる．葉切除を行う根拠は合併症の発生率が低いことである．しかし，切除後，5〜10％に甲状腺での再発を認める．特に45歳未満のケースでは追跡期間が長いので再発の可能性も大きくなる．濾胞癌は肺および骨に転移することが多く，片葉の残存により$^{131}$Iの効果が低下する．日本のガイドラインでは，高リスク乳頭癌では甲状腺（準）全摘術を推奨している．高リスクの基準は

①原発腫瘍5cm超，
②所属リンパ節転移3cm以上，
③内頸静脈，頸動脈，反回神経，椎前筋膜へ浸潤するリンパ節転移，
④多発リンパ節転移，
⑤気管，食道粘膜面を超える浸潤，
⑥遠隔転移を認めるもの，である．

　ただし，甲状腺（準）全摘術で残存葉再発は予防できるが，リンパ節再発や遠隔転移の発生は減らせない．高リスクと評価され甲状腺（準）全摘術を行った症例に対して$^{131}$Iによるアブレーションが行われる．局所制御率や無病生存率の向上は期待されるが生命予後の向上に貢献するかどうかは結論がでていない．甲状腺（準）全摘術の症例で残存甲状腺の有無の確認や再発あるいは転移巣の検索を行う際に，従来の甲状腺ホルモンを中止する方法にかわって，遺伝子組換えヒト甲状腺刺激ホルモン製剤（rhTSH）が使用可能となった．同等の診断能を有する上に，甲状腺機能低下に伴うQOLの低下がなく，被曝量の軽減もできるなど，多くのメリットがある．甲状腺（準）全摘術後の再発診断，残存甲状腺床の確認，アブレーションの前処置などに利用される．一方，原発腫瘍2cm以下で所属リンパ節や遠隔転移を認めないもの（低リスク乳頭癌）は葉切除術でよい．高リスク

と低リスクの中間のものはグレイゾーンとして，ケース毎に術式が検討される．濾胞癌では広汎浸潤型が高リスクに分類されるが，被膜浸潤より脈管浸潤の方が遠隔転移しやすい．

> **豆知識　微小乳頭癌の取り扱い**
>
> 　健診への頸部超音波検査の導入，超音波診断装置の解像度の向上，超音波ガイド下穿刺吸引細胞診の普及により，1cm 未満の微小癌の発見が増えつつある．一般に微小癌，特に微小乳頭癌の予後はきわめて良好で，経過観察により増大しないものも少なくない．しかし，一方で，遠隔転移を認めたり，原病死したりするケースも報告されている．頸部リンパ節転移も高率（約6割）であることから，葉切除術と同側の保存的頸部郭清術が行われることが多い．

## 2）髄様癌

　髄様癌では遠隔転移がなければ甲状腺全摘出が実施されます．触知可能な腫瘍の微小リンパ節転移は 3/4 以上にみられ，中央と両側頸部郭清術変法が推奨されています．甲状腺に限局するものの予後は良好です．外照射療法が局所再発の症状緩和に用いられますが，生存率の向上は望めません．髄様癌の発生母地は濾胞細胞ではなく C 細胞であり，ヨウ素の取り込みはなく TSH の制御も受けていませんので，TSH 抑制療法や $^{131}$I は無効です．$^{131}$I-MIBG に集積する髄様癌は $^{131}$I-MIBG 内用療法の適応があります．しかし，症状緩和効果は約 60％，腫瘍縮小効果は 30〜40％です．転移性病変への化学療法が，症状緩和に有効なことがあります．髄様癌で用いられている抗癌薬として，ドキソルビシン，シスプラチン，シクロホスファミド，ビンクリスチン，ダカルバジン，ストレプトゾトシン，フルオロウラシルが種々の組み合わせで用いられ，多くの症例で部分奏効を得ています．また，VEGFR，RET，EGFR に対する経口分子標的薬としてバンデタニブやソラフェニブなどのチロシンキナーゼ阻害薬

が試みられています．

**ポイント** ▶ 髄様癌の治療方法

(1) 外科手術：遠隔転移がなければ甲状腺全摘出．中央と両側頸部郭清術変法．
(2) 外照射療法：外照射療法が局所再発の症状を緩和．TSH 抑制療法や $^{131}$I は無効．
(3) 化学療法：転移性病変への化学療法が，症状緩和に有効なことあり．

## 3）未分化癌

　癌が限局している場合に，甲状腺全摘出と気管切開によって，ごくまれですが腫瘍による症状を軽減できる場合があります．外科手術の対象とならない場合は外照射療法が選択されます．発生母地が濾胞細胞であっても，もはやその性質を残していないので TSH 抑制療法や $^{131}$I は無効です．現時点では残存した病巣や転移をもつケースの生存率を変えるほど有効な化学療法のレジメンはありません．しかし，種々の抗癌薬の組み合わせで 20％程度ですが，部分奏効を示す症例の報告があります．ドキソルビシン，シスプラチン，ブレオマイシン，シクロホスファミド，ビンクリスチン，メルファラン，フルオロウラシル，パクリタキセル，エトポシドなどが試みられています．完全な切除の後，化学療法と放射線療法との併用によって長期生存が得られると考えられますが，これも単独の治療法と比較されているわけではありません．今後の進歩が期待されます．

**ポイント** ▶ 未分化癌の治療方法

(1) 外科手術：癌が限局している場合．甲状腺全摘出と気管切開で症状の

軽減.
- (2) 外照射療法：外科手術の対象とならない場合. TSH 抑制療法や $^{131}$I は無効.
- (3) 化学療法：抗癌薬によって部分寛解や完全寛解が得られる場合あり.
- (4) 臨床試験：化学療法と放射線療法との併用. 臨床試験.

## 4）再発甲状腺癌

　分化癌治療後は，個々の再発リスクに基づき，診察，血清サイログロブリン値，超音波や放射線学的検査によって慎重に観察します．初回治療で完全にとりきれたと思われたケースの 10 ～ 30％の 4/5 に局所再発を，1/5 に遠隔転移を認めます．遠隔転移が最も多い部位は肺です．再発後の治療法は，細胞型，$^{131}$I の取り込み，治療歴，再発部位など，多数の因子によって決定されます．外科手術は，局所再発，所属リンパ節転移，遠隔転移巣のコントロールに有用で，半数で完全奏効が得られています．$^{131}$I スキャンのみで検知された局所再発には $^{131}$I 治療により予後はきわめて良好ですが，高分化癌の再発や転移の 1/4 で $^{131}$I の取り込みを示しません．この場合，MRI や，$^{201}$Tl，$^{99m}$Tc-DMSA によるシンチグラムが有用です．再発腫瘍が $^{131}$I を集積しない場合でも，局所再発による症状緩和に外照射または術中照射が有効な場合があります．化学療法により，通常は短期間ですが，客観的反応を得られることがあります．再発後の 5 年生存率は 84％です．新たな治療法を評価する臨床試験についても検討する必要があります．

**ポイント ▶ 分化癌の再発に対する治療は総合的に**

## 5）悪性リンパ腫

　限局性の DLBCL では，CHOP 療法と外照射（頸部と上縦隔に対し 40Gy）が施行され，5 年生存率は 90％です．播種性の DLBCL では，CHOP 単独で治療します．限局性の MZBL では，外照射が施行され，5 年生存率は 95％です．播種性の MZBL では，外科切除の後，経口抗癌薬（クロラムブシル）で治療

されます．最近，非ホジキンリンパ腫に対し，リツキシマブと CHOP の併用療法（R-CHOP）が CHOP 単独より効果を上げています．

> **ポイント** ▶ 悪性リンパ腫の治療方法はタイプによって異なる

### 6）臨床試験

現在，米国では種々の臨床試験が進行していますが，日本では 70-kDa リボソーム S6 キナーゼ阻害薬 LY2584702 が Phase I で進行中です．また，大阪大学では WT1 を用いた癌の免疫療法が行われており，甲状腺癌が含まれています．特に，レンバチニブ（マルチキナーゼ阻害薬）は進行性・放射性ヨウ素治療抵抗性の分化型甲状腺癌で，臨床第 II 相試験において客観的奏効率 59％の好成績をおさめ，現在，第 III 相試験に向けて進行中です．

> **ポイント** ▶ 種々の甲状腺癌に対して分子標的薬の治験が進行中

■参考文献
1) 日本甲状腺学会．甲状腺疾患診断ガイドライン（http://www.japanthyroid.jp/）
2) 日本甲状腺学会，編．バセドウ病治療ガイドライン 2011．東京：南江堂；2011．
3) 日本甲状腺外科研究会，編．甲状腺癌取扱い規約．第 6 版．東京：金原出版；2005．
4) 日本乳腺甲状腺超音波診断甲状腺班，編．甲状腺超音波診断ガイドブック．東京：南山堂；2008．
5) 日本内分泌外科学会，日本甲状腺外科学会，編．甲状腺腫瘍診療ガイドライン 2010 年版．東京：金原出版；2010．

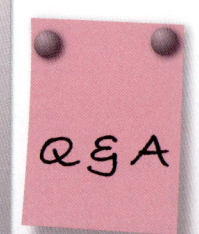

## Q&A 患者さんからよくある質問や相談とその回答例

## 1 甲状腺について

**Q1** 甲状腺ってどこにありますか？

**A** 首の付け根あたりにあります．腫（は）れると首が太くなったと感じたり，首の筋肉がわかりづらくなったりします（図31）．また，さわるとしこりを触れることもあります．つばを飲み込んだときに「はれ」や「しこり」が上下します．

首の筋肉がわかる　　　　　　　首が太くなった？

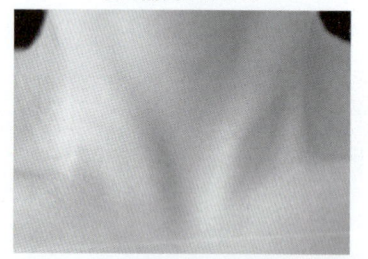

首にしこりがある　　　　　　　首にこぶができた

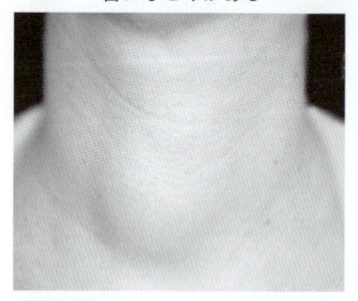

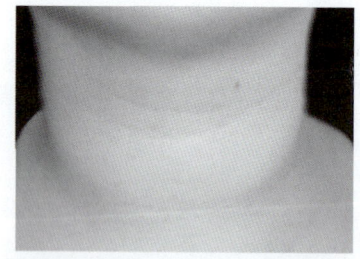

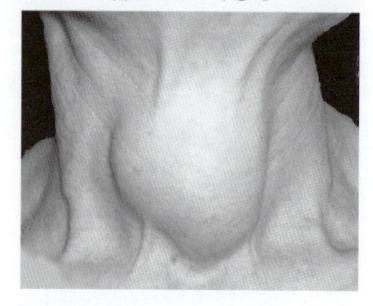

図31 ■

**Q2** 甲状腺の病気に痛みはありますか？

**A** 痛みのあるものとないものがありますが，ほとんどの場合は痛みません．バセドウ病や橋本病では痛みはありません．橋本病が炎症を起こして起こる「無痛性甲状腺炎」はその名の通り，無痛です．腫瘍も基本的には痛みがありません．逆に，痛みがあるのはウイルス感染による「亜急性甲状腺炎」や腫瘍の内部で出血したときなどです．

## 2 バセドウ病について

**Q1** バセドウ病は治りますか？

**A** バセドウ病による甲状腺機能亢進症はお薬やアイソトープ，手術で治ります．しかし，その体質自体を治すことはできませんので，再発することがあります．絶対に再発を防ぎたい場合は，甲状腺を手術で全部とってしまいます．ただし，この場合はふだん必要な甲状腺ホルモンが全くつくれなくなりますので，甲状腺ホルモン薬を一生飲み続けることになります．

**Q2** お薬の副作用は？

**A** メルカゾール®にしてもチウラジール®（プロパジール®）にしても，古くからある薬でその安全性についてはよくわかっています．特に注意が必要な副作用が2つあります．1つは白血球の減少です．500人に1人の確率で起こります．急に高熱が出たら薬をやめて血液検査を受けてください．感染症によるものか，副作用によるものかを調べます．もう1つは重症の肝機能障害です．こちらは医師が定期的に検査をします．あと，じんましんはよくありますが，痒み止めを一緒に飲むことで，バセドウ病のお薬を続けられる場合が多いです．

**Q3** バセドウ病は遺伝しますか？

**A** バセドウ病の原因を引き起こす遺伝子の異常はまだ解明されていませんが，お母さんがバセドウ病の場合，そのお子さんも将来バセドウ病にな

る確率は高くなります．お母さんがバセドウ病になった年齢よりも早く発症することが少なくありません．それでもほとんどの場合は小学生以降ですので，お子さんの落ち着きがなくなったり，学校の成績が急に落ちたり，体重の増加がとまったりしたときは，かかりつけ医に相談してみましょう．首が腫れてきてないかもチェックしてみてください．

**Q4 バセドウ病でも妊娠・出産は可能ですか？**

**A** 甲状腺機能がきちんとコントロールされていれば，安全に妊娠・出産が可能です．そのためにも，妊娠の予定がある方は甲状腺専門医の治療を受けましょう．妊娠中に病気がわかった場合も，専門医による治療が必要です．

**Q5 妊娠中のバセドウ病のお薬は大丈夫ですか？**

**A** まれですが，メルカゾール®というお薬を飲んでいて奇形が発生した事例の報告があります．ただし，奇形は健康な方でも一定の頻度で起こりますので，その薬との因果関係は不明です．一方，薬を飲まないで，甲状腺機能亢進症を放置すると高い確率で流産や早産が起こります．別のチウラジール®やプロパジール®というお薬（成分は同じ）に変える方法もありますので，妊娠を予定している方は主治医と相談してみてください．

**Q6 赤ちゃんにも検査は必要ですか？**

**A** お母さんのバセドウ病を治療することで，赤ちゃんの治療もしています．というのは，お母さんのバセドウ病の原因物質である抗体と，お母さんが飲んでいるお薬は，どちらも胎盤を通じて赤ちゃんにも届いているからです．出産すると，お薬の効果はすぐに切れますが，抗体の効果はしばらく持続します．そのため，出産後しばらくは赤ちゃんが甲状腺機能亢進症になることがあります．抗体が消えると(数カ月以内に)自然によくなります．

**Q7 妊娠中は落ち着いていた甲状腺機能が出産後に悪化しました．再発でしょうか？**

**A** バセドウ病は妊娠中に落ち着き，産後は妊娠前の状態にもどることが

通常ですが，3人に1人の割合で，出産後甲状腺炎といって，炎症に伴って一時的に悪化することがあります．どちらであるかの判断は難しいので，主治医に確認してください．場合によっては2〜3日授乳を止めて，アイソトープ検査が必要になることがあります．

**Q8** 治療中ですが，授乳は可能ですか？

**A** メルカゾール®なら1日2錠，チウラジール®（プロパジール®）なら1日6錠まで授乳可能です．

**Q9** 放射線被曝が問題になっていますが，アイソトープ治療は安全ですか？

**A** 放射線もれによる被曝とアイソトープ治療はいろいろな点で異なります．何よりアイソトープ治療は60年の歴史があり，その安全性は確認されています．癌の発生が増えるということはありません．安心して受けてください．ただし，妊娠中や授乳中は受けられません．また，治療を受けた後は4〜6カ月間の避妊が必要です．また，将来，甲状腺機能低下症になることがありますが，副作用のない甲状腺ホルモン薬を飲むだけで健康な状態が維持できます．

**Q10** アイソトープ治療はいつでも可能ですか？

**A** 基本的にはいつでも可能ですが，少しの準備が必要です．アイソトープが甲状腺に集中して取り込まれるように，1〜2週間のヨウ素制限食が必要になります．また，甲状腺の細胞を壊しますので，甲状腺に蓄えられていたホルモンが血液中に流れ出します．そのため，一時的ではありますが，血中の甲状腺ホルモンが上昇することがあります．したがって，できれば事前に甲状腺機能をコントロールしておいた方が安全です．あと，やはり甲状腺が壊れることでバセドウ病の抗体が一時的に増えることがあります．このとき，目の症状（バセドウ眼症といいます）がある方では悪化することがありますので，事前に目の治療を受けておかれることをおすすめします．

### Q11 手術の合併症は？

**A** 全身麻酔で首の付け根に切開を入れて，大きくなった甲状腺の一部を切り取って小さくします．甲状腺のまわりには多くの血管や神経が通っていますので，特に反回神経といって，声帯を動かす神経を傷つけると声が出なくなることがあります．また，甲状腺の裏側には副甲状腺があり，血液中のカルシウムの濃度を調節しています．これがダメージを受けると低カルシウムになり，手や足がつったりします．これらの合併症が起こらないように安全に手術を受けるために，甲状腺の手術を専門に行っている外科医の治療を受けましょう．

### Q12 手術の傷跡は目立ちますか？

**A** できるだけ目立たないように工夫がされています．施設によっては，傷口を脇の下にしたり，内視鏡を用いて傷を小さくしたりする方法が選べるところもあります（高度先進医療）．通常の方法でも，ネックレスで隠せる程度の傷ですみます（図32）．

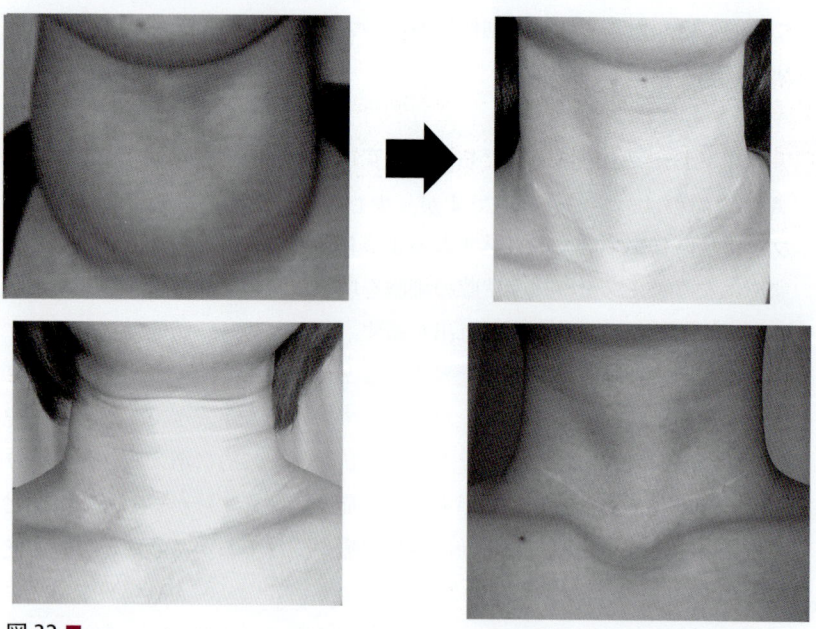

図32

## 3 橋本病について

**Q1** 橋本病だといわれましたが治療は必要ですか？

**A** 橋本病であるだけでは治療の必要はありません．しかし，橋本病の人はヨウ素を摂りすぎると甲状腺機能低下症になることがあります．特にヨウ素の含有量が多い昆布や昆布だしを摂りすぎないようにしましょう．

**Q2** 甲状腺ホルモンが不足している（甲状腺機能低下症）といわれましたが？

**A** 甲状腺のホルモン剤を飲んで，足りない分を補います．補うだけなので，飲み過ぎない限り副作用はありません．

**Q3** 甲状腺ホルモンは，飲みだすと一生飲まなければなりませんか？

**A** 橋本病は別名「慢性甲状腺炎」といって，甲状腺に慢性の炎症が起こる病気です．通常は一度甲状腺の働きが衰えてしまったものは自然にはよくなりませんので，ホルモン剤の補充を続ける必要があります．ただし，橋本病でもヨウ素（海藻類）を控えることで，甲状腺機能が回復することがありますので，ホルモン剤を減らしたり，やめたりできる場合もあります．

**Q4** 橋本病でも甲状腺機能亢進症になりますか？

**A** 橋本病が何かのきっかけで炎症を起こして，甲状腺に蓄えられていたホルモンが血液中に流出して，一時的に甲状腺ホルモン中毒症になることがあります．無痛性甲状腺炎といいますが，通常はいったん低下した後，自然に戻ります．

**Q5** バセドウ病から橋本病にかわることはありますか？

**A** バセドウ病と橋本病はどちらも自己免疫性甲状腺疾患といって，親戚のような病気です．以前，甲状腺機能亢進症だった人が，将来，甲状腺機能低下症になったり，その逆になったりすることがあります．そのときそ

*患者さんからよくある質問や相談とその回答例*

Q&A

のときで正確に診断して，正しい治療を受ける必要がありますので，甲状腺専門医を受診してみてください．各地の甲状腺専門医や専門施設は甲状腺学会のホームページ（http://www.japanthyroid.jp/）で紹介されています．

## 4 甲状腺腫瘍について

**Q1** 頸動脈のエコーを受けたときに甲状腺に異常があるといわれましたが？

**A** 最近はかかりつけ医でも手軽に首の血管のエコーができるようになりました．そのときよくみつかるのが，甲状腺の中のしこりです．ほとんどの場合は，良性の嚢胞やポリープですので，おそれずに一度専門医を受診してください．そこでは，しこりの細胞診を行いますが，血液検査に使うものと同じ細さの針を用いて，ごく少量の細胞を吸い取ります．採血同様，麻酔もいらない簡単な検査ですので，心配せずに受診してください．

**Q2** 細胞診で悪性の疑いがあるといわれましたが？

**A** 甲状腺癌のほとんどは「癌」といっても，非常におとなしいので，手術をすれば完治します．転移はまれですが，たとえ転移していても，そのまま長生きできることも少なくありません．心配せずに，最適の治療を受けてください．

**Q3** 甲状腺癌の手術の合併症（副作用）は？

**A** 永続性の反回神経麻痺の合併率（声が出にくくなる可能性）は1％以下，永続性の副甲状腺機能低下症の合併率（低カルシウムのためにビタミンDの服用が必要になる可能性）は5％以下です．

**Q4** 甲状腺癌の手術を受けました．今後何年くらい病院に通えばいいですか？

**A** 手術をして甲状腺機能低下症になっている方は甲状腺ホルモン薬の服用が必要ですので，生涯の通院が必要です．再発予防のために甲状腺ホルモン薬を服用されている方や，全く治療をされていない方でも最低10年，

できれば 20 年以上の通院がすすめられています．

**Q5** 術後放射線ヨウ素内用療法の必要があるといわれました．副作用はありますか？

**A** 甲状腺癌の再発予防や治療に使用するアイソトープの量はバセドウ病に用いる量の 10 倍くらいになりますので，食欲不振や嘔気などの消化器症状が 6～7 割の方に生じます．また，治療に先立って甲状腺ホルモン薬を止めますので，甲状腺機能低下症のため便秘になります．唾液腺の炎症が起こって，唾液が出にくくなったり腫れたりします．味覚の異常は一時的です．短期間，生理が止まったり，一時的に精子の数が減ったりしますが，将来の妊娠には影響はありません．また，将来，白血病など他の癌が発生する可能性はきわめて低いとされています．

**Q6** 甲状腺癌は遺伝しますか？

**A** 遺伝性の甲状腺癌はごく一部です．まれな髄様癌の 4 割は遺伝性です．その他の甲状腺癌では遺伝性のものは 5% にすぎません．

## ●甲状腺学，内分泌学に関する主な論文

1) Kanamoto N, Tagami T, Ueda-Sakane Y, Sone M, Miura M, Yasoda A, Tamura N, Arai H, Nakao K. Forkhead box A1 (FOXA1) and A2 (FOXA2) oppositely regulate human type 1 iodothyronine deiodinase gene in liver. Endocrinology. 2012; 153: 492-500.
2) Tagami T, Kimura H, Ohtani S, Tanaka T, Tanaka T, Hata S, Saito M, Miyazaki Y, Araki R, Tanaka M, Yonezawa K, Sawamura M, Ise T, Ogo A, Shimbo T, Shimatsu A, Naruse M; PHPH study group. Multi-center study on the prevalence of hypothyroidism in patients with hypercholesterolemia. Endocr J. 2011; 58: 449-57.
3) Tagami T, Usui T, Shimatsu A, Beniko M, Yamamoto H, Moriyama K, Naruse M. Aberrant expression of thyroid hormone receptor beta isoform may cause inappropriate secretion of TSH in a TSH-secreting pituitary adenoma. J Clin Endocrinol Metab. 2011; 96: E948-52.
4) Evans M, Sanders J, Tagami T, Sanders P, Young S, Roberts E, Wilmot J, Hu X, Kabelis K, Clark J, Holl S, Richards T, Collyer A, Fumaniak J, Smith BR. Monoclonal autoantibodies to TSH receptor, one with stimulating activity and one with blocking activity, obtained from the same blood sample. Clin Endocrinol (Oxf). 2010; 73: 404-12.
5) Tagami T, Yamamoto Y, Moriyama K, Sawai K, Usui T, Shimatsu A, Naruse M. Identification of a novel human thyroid hormone receptor beta isoform as a transcriptional modulator. Biochem Biophys Res Commun. 2010; 396: 983-8.
6) Tagami T, Tamanaha T, Shimazu S, Honda K, Nanba K, Nomura H, Sakane YU, Usui T, Shimatsu A, Naruse M. Lipid profiles in the untreated patients with Hashimoto thyroiditis and the effects of thyroxine treatment on subclinical hypothyroidism with Hashimoto thyroiditis. Endocr J. 2010; 57: 253-8.
7) Tagami T, Yamamoto Y, Moriyama K, Sawai K, Usui T, Shimatsu A, Naruse M. The retinoid X receptor binding to the thyroid hormone receptor: relationship with cofactor binding and trascriptional activity. J Mol Endocrinol. 2009; 42: 415-28.
8) Tagami T, Yamamoto Y, Moriyama K, Sawai K, Usui T, Shimatsu A, Naruse M. A selective peroxisome proliferator-activated receptor γ modulator, telmisartan, binds to the receptor in a different fashion from thiazolidinediones. Endocrinology. 2009; 150: 862-70.
9) Tagami T, Usui T, Shimatsu A, Naruse M. Toxic thyroid adenoma presenting as hypokalemic periodic paralysis. Endocr J. 2007; 54: 797-803.
10) Tagami T, Hagiwara H, Kimura T, Usui T, Shimatsu A, Naruse M. The incidence of gestational hyperthyroidism and postpartum thyroiditis in the treated patients with Graves' disease. Thyroid. 2007; 17: 767-72.
11) Moriyama K, Tagami T, Usui T, Naruse M, Nambu T, Hataya Y, Kanamoto N, Li Y, Yasoda A, Arai H, Nakao K. Anti-thyroid drugs inhibit thyroid hormone receptor-mediated transcription. J Clin Endocrinol Metab. 2007; 92: 1066-72.
12) Nagata D, Takahashi M, Sawai K, Tagami T, Usui T, Shimastu A, Hirata Y, Naruse M. Molecular mechanism of the inhibitory effect of aldosterone on endothelial NO synthase activity. Hypertension. 2006; 48: 165-71.
13) Usui T, Izawa S, Sano T, Tagami T, Nagata D, Shimatsu A, Takahashi JA, Naruse M. Clinical and molecular features of a TSH-secreting pituitary microadenoma. Pituitary. 2005; 8: 127-34.
14) Satoh N, Naruse M, Usui T, Tagami T, Suginami T, Yamada K, Kuzuya T, Shimatsu A, Ogawa Y. Leptin-to-adiponectin ratio as a potential atherogenic index in obese type 2 diabetic patients. Diabetes Care. 2004; 27: 2488-90.
15) Kanamoto N, Akamizu T, Tagami T, Hataya Y, Moriyama K, Takaya K, Hosoda H, Kojima M, Kangawa K, Nakao K. Genomic structure and characterization of the 5'-flanking region of the human ghrelin gene. Endocrinology. 2004; 145: 4144-53.
16) Tagami T, Satoh N, Usui T, Yamada K, Shimatsu A, Kuzuya H. Adiponectin in anorexia nervosa and bulimia nervosa. J Clin Endocrinol Metab. 2004; 89: 1833-7.
17) Satoh N, Ogawa Y, Usui T, Tagami T, Kono S, Uesugi H, Sugiyama H, Sugawara A, Yamada K, Shimatsu A, Kuzuya H, Nakao K. Antiatherogenic effect of pioglitazone in type 2 diabetic patients irrespective of the responsiveness to its antidiabetic effect. Diabetes Care. 2003; 26: 2493-9.

18) Marimuthu A, Fneg W, Tagami T, Nguyen H, Jameson JL, Fletterick RJ, Baxter JD, West BL. TR surfaces and conformations required to blind nuclear receptor corepressor. Mol Endocrinol. 2002; 16: 271-86.
19) Moriyama K, Tagami T, Kanamoto N, Saijo M, Hattori Y, Usui T, Shimatsu A, Akamizu T, Nakao K. Thyroid hormone action is disrupted by bisphenol A as an antagonist. J Clin Endocrinol Metab. 2002; 87: 5185-90.
20) Usui T, Ikeda Y, Tagami T, Matsuda K, Moriyama K, Yamada K, Kuzuya H, Kohno S, Shimatsu A.The phytochemical lindleyin, isolated from Rhei rhizoma, mediates hormonal effects through estrogen receptors. J Endocrinol. 2002; 175: 289-96.
21) Ariyasu H, Takaya K, Tagami T, Ogawa Y, Hosoda K, Akamizu T, Suda M, Koh T, Natsui K, Toyooka S, Shirakami G, Usui T, Shimatsu A, Doi K, Hosoda H, Kojima M, Kangawa K, Nakao K.Stomach is a major source of circulating ghrelin, and feeding state determines plasma ghrelin-like immunoreactivity levels in humans. J Clin Endocrinol Metab. 2001; 86: 4753-8.
22) Tagami T, Park Y, Jameson JL. Mechanisms that mediate negative regulation of the thyroid-stimulating hormone a gene by the thyroid hormone receptor. J Biol Chem. 1999; 274: 22345-53.
23) Tagami T, Gu WX, Peairs PT, West BL, Jameson JL. A novel natural mutation in the thyroid hormone receptor defines a dual functional domain that exchanges nuclear receptor corepressors and coactivators. Mol Endocrinol. 1998; 12: 1888-902.
24) Tagami T, Lutz, WH, Kumar R, Jameson JL. The interactions of vitamin D receptor with nuclear receptor corepressors and coactivators. Biochem Biophys Res Commun. 1998; 253: 358-63.
25) Tagami T, Kopp P, Johnson W, Arseven OK, Jameson JL. The thyroid hormone receptor variant α2 is a weak antagonist because it is deficient in interactions with nuclear receptor corepressors. Endocrinology. 1998; 139: 2535-44.
26) Tagami T, Jameson JL. Nuclear corepressors enhance the dominant negative activity of mutant receptors that cause resistance to thyroid hormone. Endocrinology. 1998; 139: 640-50.
27) Tagami T, Madison LD, Nagaya T, Jameson JL. Nuclear receptor co-repressors activate rather than suppress basal transcription of genes that are negatively regulated by thyroid hormone. Mol Cell Biol. 1997; 17: 2642-8.
28) Tagami T, Nakamura H, Sasaki S, Miyoshi Y, Nakao K. Dimerization properties of mutant thyroid hormone beta-receptors with auxiliary proteins. J Endocrinol. 1997; 154: 523-33.
29) Tagami T, Nakamura H, Sasaki S, Miyoshi Y, Nakao K. Starvation-induced decrease in maximal binding capacity for triiodothyronine of thyroid hormone receptor is due to a decrease in the receptor protein. Metabolism. 1996; 45: 970-3.
30) Tagami T, Tanaka K, Sugawa H, Nakamura H, Miyoshi Y, Mori T, Nakao K. High-dose intravenous steroid pulse therapy in thyroid-associated ophthalmopathy. Endocr J. 1996; 43: 689-99.
31) Tagami T, Nakamura H, Sasaki S, Miyoshi Y, Imura H. Estimation of the protein content of thyroid hormone receptor alpha 1 and beta 1 in rat tissues by Western blotting. Endocrinology. 1993; 132: 275-9.
32) Sasaki S, Nakamura H, Tagami T, Miyoshi Y, Nogimori T, Mitsuma T, Imura H. Pituitary resistance to thyroid hormone associated with a base mutation in the hormone-binding domain of the human 3,5,3'-triiodothyronine receptor-beta. J Clin Endocrinol Metab. 1993; 76: 1254-8.
33) Sasaki S, Nakamura H, Tagami T, Osamura Y, Imura H. Demonstration of nuclear 3,5,3'-triiodothyronine receptor proteins in gonadotrophs and corticotrophs in rat anterior pituitary by double immunohistochemical staining. Endocrinology. 1991; 129: 511-6.
34) Tagami T, Nakamura H, Sasaki S, Mori T, Yoshioka H, Yoshida H, Imura H. Immunohistochemical localization of nuclear 3,5,3' -triiodothyronine receptor proteins in rat tissues studied with antiserum against c-erb A/T3 receptor. Endocrinology. 1990; 127: 1727-34.
35) Tagami T, Nakamura H, Sasaki S, Imura H. Characterization of interaction between nuclear T3 receptors and antiserum against cellular-erb A peptide. Endocrinology. 1990; 126: 1105-11.

## あとがき

如何でしたでしょうか？

さて，内分泌学・甲状腺学の教科書は多々ありますが，メジャーなものを 2, 3 ご紹介しておきます．

1. Werner and Ingbar's The Thyroid
2. Williams Textbook of Endocrinology
3. Hrrison's Endocrinology
4. UpToDate (on line)

また，本書でも折に触れてご紹介していますが，日本甲状腺学会では診療ガイドラインなど最新のエビデンスに基づいた診療情報を常時更新しており，小生もホームページ委員としてお手伝いさせていただいています．たとえば臨床重要課題として，現在，

1. 潜在性甲状腺機能低下症
2. 甲状腺クリーゼ
3. 甲状腺眼症
4. 粘液水腫性昏睡
5. 薬剤誘発性の甲状腺機能異常症

について検討されています．また，ホームページでは困ったときに患者さんの紹介が手軽にできるよう認定専門医や専門施設の名簿が公開されています．東日本大震災直後には放射性ヨウ素による被曝の問題と安定ヨウ素薬，さらにその後のチラーヂンの供給について情報提供がなされましたし，現在は「妊娠初期に内服した抗甲状腺薬が赤ちゃんに与える影響の調査」の中間結果に基づいた注意喚起がなされています．

さらに，こちらも日本甲状腺学会主催ですが，「バーチャル臨床甲状腺カレッジ」という医家・研修医向け講座の構築にも関与させていただいています．臨床 12 講座，基礎 4 講座，特別 9 講座が開設されており，音声付きスライドによる解説と確認テストで構成されています．こちらも常に更新しておりますので，是非ご利用いただければ幸いです．

最後になりましたが，中外医学社企画部の小川孝志さんと森本俊子さんには本書の完成におきまして多大なご尽力を賜り，深謝いたします．

# 略　語

| | | |
|---|---|---|
| AFTN | autonomously functioning thyroid nodule | 機能性甲状腺結節 |
| AIT | amiodarone induced thyrotoxicosis | アミオダロン誘発性甲状腺中毒症 |
| ANCA | anti-neutrophil cytoplasmic antibody | 抗好中球細胞質抗体 |
| APS | autoimmune polyglandular syndrome | 自己免疫性多内分泌腺症候群 |
| cAMP | cyclic adenosine monophosphate | サイクリック AMP |
| CAS | clinical activity score | クリニカルアクティビティスコア |
| CEA | carcinoembryonic antigen | 癌胎児性抗原 |
| CRP | C-reactive protein | C 反応性蛋白 |
| DIT | diiodotyrosine | ジヨードチロシン |
| DLBCL | diffuse large B-cell lymphoma | びまん性大細胞型 B 細胞リンパ腫 |
| $^{18}$F-FDG-PET | fluorine-18-fluorodeoxyglucose-positron emission tomography | フッ素 18 標識フルオロデオキシグルコース-ポジトロン断層法 |
| FMTC | familial medullary thyroid carcinoma | 家族性髄様癌 |
| FT$_3$ | free triiodothyronine | 遊離トリヨウ素サイロニン |
| FT$_4$ | free thyroxine | 遊離サイロキシン |
| $^{67}$Ga | gallium-67 | ガリウム 67 |
| GnRH | gonadotropin releasing hormone | ゴナドトロピン放出ホルモン誘導体 |
| hCG | human chorionic gonadotropin | ヒト絨毛性ゴナドトロピン |
| HLA | human leukocyte antigen | ヒト白血球抗原 |
| $^{123}$I | iodine-123 | ヨウ素 123 |
| $^{131}$I | iodine-131 | ヨウ素 131 |
| $^{131}$I-MIBG | iodine-131-metaiodobenzylguanidine | ヨウ素 131 標識メタヨードベンジルグアニジン |
| MCT8 | monocarboxylate transporter 8 | モノカルボキシレイトトランスポーター 8 |
| MEN | multiple endocrine neoplasia | 多発性内分泌腺腫症 |

| | | |
|---|---|---|
| MIT | monoiodotyrosine | モノヨウ素チロシン |
| MMI | 1-methyl-2-mercaptoimidazole | チアマゾール（メチマゾール） |
| MZBL | mucosa-associated lymphoid tissue type marginal zone B-cell lymphoma | 粘膜関連リンパ組織（MALT）型辺縁帯B細胞リンパ腫 |
| NIS | sodium/iodine symporter | ナトリウム／ヨウ素シンポーター |
| NSAID | non-steroidal anti-inflammatory drug(s) | 非ステロイド系消炎鎮痛薬 |
| PEIT | percutaneous ethanol injection therapy | 経皮的エタノール注入療法 |
| PTU | propylthiouracil | プロピルチオウラシル |
| rhTSH | recombinant human thyroid stimulating hormone | 遺伝子組換えヒト甲状腺刺激ホルモン製剤 |
| $rT_3$ | reverse triiodothyronine | リバース$T_3$ |
| SBP2 | selenocysteine insertion sequence-binding protein 2 | セレノシステイン挿入配列結合蛋白2 |
| SITSH | syndrome of inappropriate secretion of TSH | TSH不適合分泌症候群 |
| $T_3$ | triiodothyronin | トリヨウ素サイロニン |
| $T_4$ | thyroxine | サイロキシン |
| TBG | thyroxine binding globulin | サイロキシン結合グロブリン |
| TBII | TSH binding inhibitory immunoglobulin | TSH結合阻害免疫グロブリン |
| TBPA | transthyretin | トランスサイレチン |
| $^{99m}Tc$ | technetium-99m | 99mテクネシウム |
| Tg | thyroglobulin | サイログロブリン |
| TgAb | thyroglobulin antibody | 抗サイログロブリン抗体 |
| $^{201}Tl$ | thallium-201 | タリウム201 |
| TMNG | toxic multi-nodular goiter | 中毒性多結節性甲状腺腫 |
| TPOAb | thyroid peroxydase antibody | 抗甲状腺ペルオキシダーゼ抗体 |
| TR | thyroid hormone receptor | 甲状腺ホルモン受容体 |
| TRAb | TSH receptor antibody | TSH受容体抗体 |
| TSAb | thyroid stimulating antibody | 甲状腺刺激抗体 |
| TSBAb | TSH stimulation blocking antibody | 阻害型抗TSH受容体抗体 |

# 索　引

## あ行

| | |
|---|---|
| アイソトープ治療 | 65 |
| アミオダロン | 23, 32, 33, 39, 78, 79, 80 |
| アミロイド | 107 |
| 亜急性甲状腺炎 | 34, 35 |
| 　　急性期の診断ガイドライン | 35 |
| 悪性リンパ腫 | 123 |
| インターフェロン | 23, 32, 33, 39, 78, 79, 80 |
| 異好抗体 | 44 |
| 異所性甲状腺 | 87 |
| 遺伝子組換えヒト甲状腺刺激ホルモン製剤 | 120 |
| うつ病 | 7, 84 |
| エコーガイド下穿刺吸引細胞診 | 111 |
| エスケープ現象 | 62, 63 |
| オクトレオチド | 80 |

## か行

| | |
|---|---|
| カルシトニン | 107, 113 |
| 加齢 | 101 |
| 外部被曝 | 67 |
| 拡張期高血圧 | 9 |
| 核内細胞質封入体 | 107 |
| 核内受容体 | 49, 50 |
| 寛解 Basedow 病 | 24 |
| 偽性筋強直症 | 12 |
| 急性化膿性甲状腺炎 | 36 |
| 筋膨隆 | 11 |
| クリニカルアクティビティスコア | 31 |
| クレチン症 | 95 |
| グリコサミノグリカン | 9, 32 |
| 経口分子標的薬 | 121 |
| 経皮的エタノール注入療法 | 79, 111, 116 |
| 結節性甲状腺腫 | 18 |
| コアクチベーター(刺激型共役因子) | 50 |
| コリプレッサー(抑制型共役因子) | 50 |
| ゴイトリン | 3 |
| ゴイトロゲン | 3, 56 |
| 甲状腺眼症 | 30 |
| 甲状腺癌 | 104, 123 |
| 　　病期分類 | 108 |
| 甲状腺機能低下症の診断ガイドライン | 83 |
| 甲状腺クリーゼ | 39 |
| 　　診断基準 | 40 |
| 甲状腺形成障害 | 87 |
| 甲状腺刺激抗体 | 15, 22, 23, 29 |
| 甲状腺刺激ホルモン | 15, 26, 100 |
| 甲状腺腫 | 1, 5 |
| 甲状腺腫瘍のエコー所見 | 108 |
| 甲状腺舌管嚢胞 | 88 |
| 甲状腺腺腫 | 104 |
| 甲状腺体積 | 67 |
| 甲状腺中毒症 | 4 |
| 甲状腺中毒性周期性四肢麻痺 | 12 |
| 甲状腺中毒性ミオパチー | 12 |
| 甲状腺囊腫 | 104 |
| 甲状腺ペルオキシダーゼ | 78 |
| 甲状腺ホルモン | 13 |
| 甲状腺ホルモン合成障害 | 87 |
| 甲状腺ホルモン受容体 | 48 |
| 甲状腺ホルモン製剤 | 99 |
| 甲状腺ホルモン不応症 | 43, 44, 46, 49 |
| 甲状軟骨 | 1 |
| 広汎浸潤型濾胞癌 | 106, 112, 113 |

| 抗甲状腺ペルオキシダーゼ抗体 | 15 |
|---|---|
| 抗甲状腺薬 | 56 |
| 抗好中球細胞質抗体 | 62 |
| 抗サイログロブリン抗体 | 15 |
| 更年期障害 | 7 |
| 高血圧 | 8 |
| 高度先進医療 | 130 |
| 高分化癌 | 105 |
| 構成的活性化 | 27, 38 |
| 骨芽細胞 | 10 |
| 骨吸収マーカー | 11 |
| 骨形成マーカー | 11 |
| 骨粗鬆症 | 10, 76, 99 |
| 骨代謝 | 10 |

### ■ さ行

| サイクリック AMP | 25, 26 |
|---|---|
| サイロキシン結合グロブリン | 15 |
| サイログロブリン | 15, 77 |
| サイログロブリン遺伝子異常症 | 19 |
| 再発甲状腺癌 | 123 |
| 詐病性(作為的)甲状腺中毒症 | 38 |
| 残置量 | 68, 69 |
| ジヨウ素チロシン | 78 |
| 脂質異常症 | 99 |
| 自己免疫性甲状腺疾患 | 17, 85, 98 |
| 自己免疫性多内分泌腺症候群 | 97 |
| 七條分類 | 2 |
| 授乳 | 3, 28, 33, 54, 55, 65, 66, 75 |
| 収縮期高血圧 | 9 |
| 出産後甲状腺炎 | 33 |
| 徐脈 | 8, 9, 64, 74, 84 |
| 食品中のヨウ素含有量 | 96 |
| 触診 | 3, 5, 40 |
| 心嚢液貯留 | 9, 84 |
| 心房細動 | 9, 21, 41, 70, 76, 99 |
| 振戦 | 5, 8, 22, 64, 70 |
| 新生児一過性甲状腺機能亢進症 | 72, 75 |

| 新生児一過性甲状腺機能低下症 | 87 |
|---|---|
| 新生児マススクリーニング検査 | 15 |
| 蕁麻疹 | 60 |
| 髄様癌 | 113, 121 |
| 舌根部(異所性)甲状腺腫 | 88 |
| 潜在性甲状腺機能亢進症 | 20, 23, 76, 77 |
| 潜在性甲状腺機能低下症 | 83, 87, 94, 99, 100, 101 |
| 腺腫様甲状腺腫 | 104 |
| 全摘出と葉切除 | 120 |
| ソマトスタチンアナログ | 80 |
| 阻害型抗 TSH 受容体抗体 | 25, 87 |
| 総サイロキシン | 15 |

### ■ た行

| 多臓器不全 | 76 |
|---|---|
| 多発性内分泌腫瘍症 2 型 | 113 |
| 体重減少 | 5, 8, 21, 22, 45, 70 |
| 単純性甲状腺腫 | 3 |
| 炭素リチウム | 39 |
| チアマゾール | 52, 55 |
| チロシンキナーゼ阻害薬 | 118 |
| 中毒性結節性甲状腺腫 | 37 |
| 中毒性多結節性甲状腺腫 | 38, 101 |
| テクネシウム | 28 |
| 低体温 | 84, 92, 93, 102 |
| 低 T$_3$ 症候群 | 86 |
| 低ナトリウム血症 | 84 |
| 低分化癌 | 105 |
| トランスサイレチン | 16 |
| トリヨウ素サイロニン | 15 |
| ドプラエコー | 29 |

### ■ な行

| ナトリウム/ヨウ素シンポーター | 77 |
|---|---|
| 内部被曝 | 67 |
| 乳頭癌 | 112, 117 |
| 妊娠一過性甲状腺機能亢進症 | 37 |

| | |
|---|---|
| 妊娠高血圧症候群 | 71 |
| ネガティブフィードバック | 42 |
| 粘液水腫 | 9, 32, 84, 92, 102 |
| 粘液水腫性昏睡 | 94, 96 |
| 　　診断基準 | 93 |

### は行

| | |
|---|---|
| バセドウ病 → Basedow 病 | |
| パークロレイト放出試験 | 19, 87, 88 |
| パルス療法 | 31 |
| 破壊性甲状腺炎 | 4 |
| 破骨細胞 | 10 |
| 橋本脳症 | 94 |
| 橋本病 | 85 |
| 　　急性増悪 | 34, 78 |
| 　　診断ガイドライン | 85 |
| 発汗 | 5, 8, 22, 45 |
| 反回神経麻痺 | 54, 55, 68 |
| 晩発性甲状腺機能低下症 | 66 |
| ヒスタミン | 60 |
| びまん性甲状腺腫 | 2 |
| 皮疹 | 60 |
| 非自己免疫性甲状腺機能亢進症 | 27 |
| 非ステロイド系消炎鎮痛薬 | 61, 78 |
| 微細顆粒状クロマチン | 107 |
| 微小乳頭癌 | 118, 121 |
| 微少浸潤型濾胞癌 | 106, 112, 113 |
| 頻脈 | 5, 8, 9, 22, 40, 45, 64, 80 |
| プロピオチオウラシル | 52, 55 |
| 副甲状腺機能低下症 | 54, 55, 68, 97 |
| 副腎皮質機能低下症 | 89, 94 |
| 副腎皮質機能不全 | 40, 84, 87, 89, 97, 102 |
| 副腎皮質（ステロイド）ホルモン薬 | 31, 39, 56, 60, 61, 76, 78, 80, 81, 87, 97, 101 |
| 分子標的薬 | 117 |
| ペンドリン | 77, 88 |

| | |
|---|---|
| 放射性ヨウ素 | 28 |

### ま行

| | |
|---|---|
| マルチキナーゼ阻害薬 | 124 |
| 慢性甲状腺炎（橋本病） | |
| 　　診断ガイドライン | 85 |
| ミオトニー | 12 |
| 未分化癌 | 114, 122 |
| 無顆粒球症 | 61, 77 |
| 無痛性甲状腺炎 | 32 |
| 　　診断ガイドライン | 34 |
| モノヨウ素チロシン | 78 |

### や行

| | |
|---|---|
| 遊離サイロキシン | 15 |
| 遊離トリヨウ素サイロニン | 15 |

### ら行

| | |
|---|---|
| リーデル甲状腺炎 | 86 |
| リツキシマブ | 124 |
| リバース T3 | 51, 94 |
| 輪状軟骨 | 1 |
| ロダンカリ放出試験 | 87, 88 |
| 濾胞癌 | 112, 117 |

### A

| | |
|---|---|
| $\alpha$ サブユニット | 26, 45 |
| Addison 病 | 97 |
| AFTN | 37 |
| AIT | 39 |
| ANCA | 62 |
| ANCA 関連血管炎 | 62, 77 |
| APECED 症候群 | 97 |
| APS | 97 |

### B

| | |
|---|---|
| $\beta$ 遮断薬 | 65 |
| Basedow 眼症 | 6, 24, 30, 31 |

## Basedow 病 20
 診断ガイドライン 22
 生活指導 69
 妊婦 76
 薬物療法 58

## C
Carpenter 症候群 98
CAS 31
CEA 107
CHOP 療法 124
CRP 34, 35, 36, 62

## D
Dalrymple 徴候 6
DIT 78
DLBCL 115, 123

## E
EMO 症候群 32
euthyroid Graves 病 22, 30
euthyroid sick syndrome 86

## F
factitious thyrotoxicosis 38
FMTC 113
$FT_3$ 15
$FT_4$ 15

## G
GnRH 誘導体 39

## H
HAART 療法 39
HAM 症候群 97
Hoffman 症候群 12
hypothyroid Graves 病 30

## I・K
IgG4 関連疾患 86
Kocher-Debre-Semelaigne 症候群 12

## M
MALT 115
MCT8 遺伝子 51
MEN2 113
Merseburg の三徴 5, 7
MIBG 107, 121
MIT 78
MMI 52, 55
Moebius 徴候 6
mounding 11
myxedema 9, 32
MZBL 115, 124

## N
NaI シンポーター 28
NIS 77
non thyroidal illness 86
NOSPECS 分類 31
NSAID 61, 78

## O・P
oxyhyperglycemia 14
PEIT 79, 111, 116
Pendred 症候群 88
Pendrin 77, 88
PET 107
Plummer 病 37, 38, 116
POEM スタディ 72
PTU 52, 55

## Q・R
Quimby の式 66
Refetoff 症候群 47

| | |
|---|---|
| *RET* 遺伝子 | 114 |
| rhTSH | 120 |
| rT3 | 51, 94 |

### ■ S

| | |
|---|---|
| *SBP2* 遺伝子 | 51 |
| Schmidt 症候群 | 97, 98 |
| SITSH | 41, 42, 45, 47, 49 |
| Stellwag 徴候 | 6 |

### ■ T

| | |
|---|---|
| T3 | 15 |
| T3 試験 | 46 |
| T4 | 15 |
| TBG | 15 |
| TBII | 22, 23, 25 |
| TBPA | 16 |
| Tg | 15, 77 |
| TgAb | 15 |
| TMN | 109 |

| | |
|---|---|
| TMNG | 37, 101 |
| TPO | 78 |
| TPOAb | 15 |
| TR | 48 |
| TRAb | 15, 25 |
| *TRβ* 遺伝子 | 47 |
| TSAb | 15, 25 |
| TSBAb | 25, 83, 87 |
| TSH | 15, 26, 100 |
| TSH 産生下垂体腫瘍 | 43, 44 |
| 　　診断ガイドライン | 45 |
| TSH 刺激性レセプター抗体 | 15 |
| TSH 受容体 | 26 |
| TSH 不適合分泌症候群 | 41 |
| TSH レセプター抗体定量 | 15 |

### ■ V・W

| | |
|---|---|
| von Graefe 徴候 | 6 |
| WHO 甲状腺腫瘍病理組織分類 | 106 |
| Wolff-Chaikoff 効果 | 62, 63 |

## 著者略歴

# 田上　哲也
(たがみ　てつや)

| | |
|---|---|
| 1984 年 | 京都大学医学部医学科卒業 |
| 1984 年 | 京都大学医学部附属病院　研修医 |
| 1985 年 | 静岡市立静岡病院 |
| 1988 年 | 京都大学医学部　内科学第二講座 |
| 1993 年 | 日本学術振興会　特別研究員 |
| 1994 年 | 京都大学医学部　内科学第二講座　文部教官助手 |
| 1995 年 | 米国ノースウェスタン大学　客員研究員（併任） |
| 1998 年 | 国立京都病院　厚生労働技官，京都大学医学部　非常勤講師（併任） |
| 2003 年 | 国立病院機構京都医療センター　内科医長，臨床研究センター内分泌代謝高血圧研究部分子内分泌代謝研究室　室長（併任），京都大学医学部　臨床助教授（併任） |
| 2005 年 | 京都大学医学部　臨床教授（併任） |
| 2007 年 | 国立病院機構京都医療センター内分泌・代謝内科　診療科長（併任） |
| 2012 年 | 国立病院機構京都医療センター診療部長（併任） |
| | 現在に至る |

## 資格

医学博士（京都大学）
日本医師会（医師の臨床研修に係る指導医）
日本内科学会（認定医，総合内科専門医・指導医）
日本内分泌学会（専門医・指導医・評議員・代議員，保険委員会委員，専門医認定部会委員）
日本甲状腺学会（専門医・評議員，バーチャル臨床甲状腺カレッジ委員，専門医制度委員，甲状腺学会ホームページ作成委員）

## 受賞

1998 年　米国内分泌学会 Thyroid Research Fellowship Award
1999 年　米国内分泌学会 Young Investigator Award
2003 年　日本甲状腺学会 七條賞

## 主な著書

● 編集／編集協力・分担執筆
1) 田上哲也, 他, 編. 甲状腺疾患診療マニュアル. 東京：診断と治療社；2009.
2) 成瀬光栄, 他, 編. 内分泌画像検査・診断マニュアル. 東京：診断と治療社；2011.
3) 成瀬光栄, 他, 編. 内分泌代謝専門医ガイドブック. 改訂第 3 版. 東京：診断と治療社；2012.

● 分担執筆
1) 妊娠中・出産後の甲状腺機能. SRL 宝函. 2001；24：139-44.
2) 甲状腺中毒性周期性四肢麻痺. 日本臨牀. 2006；別冊内分泌症候群（第 2 版）：316-8.
3) 甲状腺中毒性ミオパチー. 日本臨牀. 2006；別冊内分泌症候群（第 2 版）：319-20.
4) バーチャル甲状腺カレッジ─e ラーニングサイトの開校. . 内科. 2007；100：918-21.
5) 目でみるトレーニング　認定内科医・認定内科専門医受験のための 151 題. 東京：医学書院；2008. p.79-81.
6) 甲状腺機能異常症. In：泉　孝英, 編. 今日の診療のために　ガイドライン外来診療. 東京：日経メディカル開発；2009. p227-46.
7) 甲状腺機能異常症. In：泉　孝英, 編. 外来診療ハンディガイド. 東京：日経メディカル開発；2009. p.113-8.
8) 慢性甲状腺炎（橋本病）. In：成瀬光栄, 他, 編. 内分泌代謝専門医ガイドブック. 改訂第 2 版. 東京：診断と治療社；2009. p138-41.

9) 内分泌がん. In: 佐藤隆美, 他, 編著. What's New in Oncology —がん治療エッセンシャルガイド. 東京: 南山堂; 2009. p.468-86.
10) Basedow 病の薬物治療. 内科学会雑誌. 2010; 99: 733-40.
11) 甲状腺機能亢進症. In:成瀬光栄, 他, 編. 内分泌性高血圧診療マニュアル. 東京:診断と治療社; 2010. p.87-91.
12) 甲状腺機能低下症. In:成瀬光栄, 他, 編. 内分泌性高血圧診療マニュアル. 東京:診断と治療社; 2010. p.92-7.
13) TSH 産生腫瘍. In: 成瀬光栄, 他, 編. 内分泌機能検査実施マニュアル. 改訂第 2 版. 東京: 診断と治療社; 2010. p.44-5.
14) 甲状腺ホルモン不応症. In: 成瀬光栄, 他, 編. 内分泌機能検査実施マニュアル. 改訂第 2 版. 東京: 診断と治療社; 2010. p.60-1.
15) ホフマン症候群. In: 福井次矢, 他, 編. 症候群ハンドブック. 東京: 中山書店. 2011. p.405.
16) 甲状腺ホルモンの作用. Modern Physician. 2011; 4: 382-4.
17) シグナル伝達と代謝, 甲状腺ホルモン不応症, 甲状腺機能と加齢, 妊娠と甲状腺疾患. In: 中尾一和, 他, 編. 最新内分泌代謝学. 東京: 診断と治療社; 2012. 印刷中.

甲状腺疾患の診かた，考えかた　　　　　　　　　　Ⓒ

| 発　行 | 2012 年 4 月 20 日 | 1 版 1 刷 |
|---|---|---|
|  | 2012 年 12 月 10 日 | 1 版 2 刷 |
|  | 2015 年 7 月 10 日 | 1 版 3 刷 |

著　者　田　上　哲　也
　　　　　たがみ　てつや

発行者　株式会社　中外医学社
　　　　代表取締役　青　木　　滋
　　　　〒 162-0805　東京都新宿区矢来町 62
　　　　電　　話　　(03) 3268-2701(代)
　　　　振替口座　　00190-1-98814 番

印刷・製本/有限会社祐光　　　　　　＜TO・TM＞
ISBN978-4-498-12346-5　　　　　　　Printed in Japan

JCOPY　＜(社)出版者著作権管理機構 委託出版物＞

本書の無断複写は著作権法上での例外を除き禁じられています．
複写される場合は，そのつど事前に，(社)出版者著作権管理機構
(電話 03-3513-6969，FAX 03-3513-6979，e-mail: info@jcopy.
or.jp) の許諾を得てください．